医療被ばく相談
Q&A

編著 日本診療放射線技師会
　　 医療被ばく安全管理委員会

医療科学社

編著者一覧（50音順）

青木　里佳（石井病院 渋川伊香保分院）

五十嵐　博（群馬県立県民健康科学大学）

奥中　雄策（ベルランド総合病院）

木村　由美（日本診療放射線技師会）

桑原　　宏（佐賀関病院）

佐藤　寛之（聖マリアンナ医科大学病院）

鈴木　賢昭（ベルランド総合病院）

地主　明弘（東所沢病院）

藤原　理吉（市立横手病院）

諸澄　邦彦（さいたま整形外科クリニック）

横田　　浩（筑波大学附属病院）

発刊にあたって

　1977 年に ICRP（国際放射線防護委員会）の提示した LNT モデル（しきい値なし直線仮説）は，放射線管理の立場からはどんなに少ない線量でもがんになる危険性はあると仮定した方が良いとの考え方で，実際にがんになる確率が線量と直線関係にあるという訳ではありません。100mSv 以下の低線量域においては，がんの発現には必要な最小の線量があるかも知れないが統計学的に有意な関係が不明なので，安全な放射線量はないと考えましょうとの仮定です。しかし，これを実際にがんになる確率だと勘違いして，放射線検査でがんになるとの誤った認識をされている方が多いことを実感しています。

　日本診療放射線技師会では，ホームページ上に「放射線被ばく個別相談センター」を開設して一般の方からの質問に回答しておりますが，放射線検査で将来がんになるのが心配，子供が放射線検査を受けたのが心配だとの質問が多数寄せられております。

　放射線に対する認識は時代と共に変化しております。様々なデータを積み上げる中で新しい共通認識が生まれ，今までの常識が誤りだと気づいた点があれば修正されていきます。

　特に，特殊な頭部 CT や IVR を除き，病院の検査で使用する低線量域の放射線影響については，統計学的に有意差を示す事が出来ないので，研究者によって見解は異なります。放射線検査は危険だと声高に騒ぐ方もいれば，放射線検査の被ばくを心配する必要はないので病気を発見する事を考えた方が良いと唱える方もいますが，マスメディアで取り上げるのは，放射線は危険だとの情報に偏っていると思えてしまうのは，実際に放射線を扱っている我々の偏見なのかも知れません。

　本書では，これまで当技師会に寄せられた質問と回答について検査別にまとめ，それぞれに参考文献と助言を掲載しました。

　放射線検査が怖いと感じる患者さんには，不必要な心配を抱く必要はないという事を理解して頂けるよう，放射線検査に関する質問に答える医療関係者には，不安を抱く患者さんになるべく安心して放射線検査を受けて頂けるよう，本書をご利用頂ければ幸甚です。

日本診療放射線技師会
医療被ばく安全管理委員会
横田　浩

目 次

発刊にあたって・・・・・・・・・・・・・・・・・・・・・・・・・・・・・・・・・・・・・ 横田　浩　3

第１章　一般撮影　8

胸部撮影における生殖腺防護・・・・・・・・・・・・・・・・・・・・・・・ 横田　浩　8

古いレントゲン装置の被ばく線量・・・・・・・・・・・・・・・・・・・ 桑原　宏　10

１週間に２回のレントゲン撮影・・・・・・・・・・・・・・・・・・・・ 桑原　宏　12

妊娠中のレントゲン撮影・・・・・・・・・・・・・・・・・・・・・・・・・・ 桑原　宏　14

妊娠中の腰椎の撮影・・・・・・・・・・・・・・・・・・・・・・・・・・・・・ 諸澄邦彦　16

毎年の定期健康診断・人間ドックでの被ばく・・・・・・・・・・ 諸澄邦彦　18

経過観察で頻回に撮影・・・・・・・・・・・・・・・・・・・・・・・・・・・ 青木里佳　20

第２章　透視検査　30

消化管検査の被ばく線量・・・・・・・・・・・・・・・・・・・・・・・・・ 佐藤寛之　30

夫が受けたバリウム検査後に妊娠が判明・・・・・・・・・・・・・・ 佐藤寛之　32

長時間透視検査室にいた腸重積の子ども・・・・・・・・・・・・・ 佐藤寛之　34

胃のＸ線検査後の妊娠・・・・・・・・・・・・・・・・・・・・・・・・・・ 佐藤寛之　36

胃のＸ線検査と胃の内視鏡検査・・・・・・・・・・・・・・・・・・・ 佐藤寛之　38

毎年の人間ドックのバリウム検査・・・・・・・・・・・・・・・・・・ 奥中雄策　40

第３章　Ｘ線CT検査　44

腹部CT検査でがんになる可能性・・・・・・・・・・・・・・・・・・・ 藤原理吉　44

これまで受けたCT検査のリスク・・・・・・・・・・・・・・・・・・ 藤原理吉　46

施設によって違うCT検査の被ばく線量・・・・・・・・・・・・・ 藤原理吉　48

子どものCT検査と将来の発がんリスク・・・・・・・・・・・・・ 鈴木賢昭　50

CT装置によって差がある被ばく線量・・・・・・・・・・・・・・ 鈴木賢昭　52

被ばくのないMRIと被ばくのあるCT検査・・・・・・・・・・・ 鈴木賢昭　54

放射線感受性の高い子ども・・・・・・・・・・・・・・・・・・・・・・・ 諸澄邦彦　56

4

第4章　血管造影・IVR　　62

心臓の血管造影検査・・・・・・・・・・・・・・・・・・・・・・・・・・・・・・・・・・・・・鈴木賢昭　62

頭の血管のカテーテル治療・・・・・・・・・・・・・・・・・・・・・・・・・・・鈴木賢昭　64

肝臓の検査と治療・・・・・・・・・・・・・・・・・・・・・・・・・・・・・・・・・・・・・鈴木賢昭　66

長時間のステントグラフト手術・・・・・・・・・・・・・・・・・・・・・鈴木賢昭　68

第5章　マンモグラフィ　　74

マンモグラフィと超音波検査の違い・・・・・・・・・・・・・・・・・五十嵐博　74

授乳中のマンモグラフィと母乳・・・・・・・・・・・・・・・・・・・・・五十嵐博　76

妊娠中のマンモグラフィ検査・・・・・・・・・・・・・・・・・・・・・・・五十嵐博　78

マンモグラフィとがん・・・・・・・・・・・・・・・・・・・・・・・・・・・・・・・五十嵐博　80

乳がん検診の必要性・・・・・・・・・・・・・・・・・・・・・・・・・・・・・・・・・五十嵐博　82

40歳代のマンモグラフィ検査・・・・・・・・・・・・・・・・・・・・・・・五十嵐博　84

第6章　歯科領域　　88

パノラマの後のデンタル撮影・・・・・・・・・・・・・・・・・・・・・・・木村由美　88

デンタル撮影を何枚も撮る・・・・・・・・・・・・・・・・・・・・・・・・・木村由美　90

歯科の撮影での発がんの可能性・・・・・・・・・・・・・・・・・・・・・木村由美　92

パノラマ撮影とプロテクタ・・・・・・・・・・・・・・・・・・・・・・・・・木村由美　94

デンタル撮影とプロテクタ・・・・・・・・・・・・・・・・・・・・・・・・・木村由美　96

経過観察での繰り返し撮影・・・・・・・・・・・・・・・・・・・・・・・・・木村由美　98

フィルムを手で押さえたときの被ばく・・・・・・・・・・・・・木村由美　100

第7章　核医学検査　　104

RI検査の注射をした人がいる待合室・・・・・・・・・・・・・・諸澄邦彦　104

RI検査後の授乳・・・・・・・・・・・・・・・・・・・・・・・・・・・・・・・・・・・・諸澄邦彦　106

小児のRI過剰投与・・・・・・・・・・・・・・・・・・・・・・・・・・・・・・・・・諸澄邦彦　108

PET検査後の同居家族への影響・・・・・・・・・・・・・・・・・・・・諸澄邦彦　110

第8章　放射線管理　114

妊娠中の胸部X線撮影時に胎児が受ける被ばく ········· 諸澄邦彦　114

当直時の撮影介助の対応······························ 諸澄邦彦　114

妊娠後の血管造影室勤務····························· 諸澄邦彦　118

外科用イメージの透視による被ばく ················· 諸澄邦彦　120

内視鏡検査の看護師の放射線防護···················· 奥中雄策　122

RI検査室のスリッパ履き替え ······················ 諸澄邦彦　124

第9章　被ばく相談　128

相談対応（コンサルテーションとカウンセリング）······· 地主明弘　128

5歳児のCT検査···································· 地主明弘　130

複数回の胸部撮影·································· 地主明弘　132

妊娠初期の胸部健康診断···························· 地主明弘　134

レントゲン室にある「妊娠の有無」の表示············· 地主明弘　136

第10章　用語解説　142

索引・149

あとがき・152

コラム　目次

低線量，低線量率被ばくの影響・・・・・・・・・・・・・・・・・・・・・・・・・・・・・・　横田　浩　22

一般の方の線量の考え方・・・・・・・・・・・・・・・・・・・・・・・・・・・・・・・・・・　桑原　宏　24

小児の被ばく相談・・・・・・・・・・・・・・・・・・・・・・・・・・・・・・・・・・・・・・・　桑原　宏　26

胎児の被ばくと母親の心・・・・・・・・・・・・・・・・・・・・・・・・・・・・・・・・・・　青木里佳　28

資料 胃Ｘ線検査の有効性と被ばく ・・・・・・・・・・・・・・・・・・　奥中雄策　42

期待される低線量率での線量率効果の解明・・・・・・・・・・・・・・　藤原理吉　58

小児期のＣＴ検査による将来の発がんについて・・・・・・・・・・　鈴木賢昭　60

低線量（率）でない医療被ばく・・・・・・・・・・・・・・・・・・・・・・・・　鈴木賢昭　70

医療被ばくにおける線量限度・・・・・・・・・・・・・・・・・・・・・・・・・・　鈴木賢昭　72

乳がん検診と年齢・・・・・・・・・・・・・・・・・・・・・・・・・・・・・・・・・・・・　五十嵐博　86

歯科におけるＸ線撮影の必要性 ・・・・・・・・・・・・・・・・・・・・・・　木村由美　102

がん検診におけるＰＥＴ検査 ・・・・・・・・・・・・・・・・・・・・・・・・　諸澄邦彦　112

水晶体被ばくの線量限度・・・・・・・・・・・・・・・・・・・・・・・・・・・・・・　諸澄邦彦　126

医療被ばく相談を行うにあたって・・・・・・・・・・・・・・・・・・・・・・　五十嵐博　138

資料 被ばく相談に関連した認定資格 ・・・・・・・・・・・・・・・・　五十嵐博　140

7

第 1 章　一般撮影
胸部撮影における生殖腺防護

Q 以前に胸部写真を撮った病院では，腹部を鉛エプロンでガードして頂きましたが，今回は何も防護はありませんでした。患者が多くて忙しいのはわかりますが，一人ひとりにきちんと対応していただけるとありがたいです。

A 撮影時に十分な説明がなされなかったため，不安を抱かせてしまい申しわけありませんでした。胸部写真の撮影時に腹部を鉛エプロンで遮蔽するという行為は数十年前に推奨されていたものです。現在は，胸部写真で腹部が直接被ばくすることは考えられないので，必要のない防護はかえって放射線は危険との考えを増大させるという理由で鉛エプロンの使用を控える施設が多くなっております。

　そもそも，胸部撮影の放射線量は表面の最大線量でも 1 mGy を越えることはありませんので，実効線量を計算によって見積もっても 0.05 mSv 以下となります。100 mSv 以下では放射線の影響を考慮する必要はないという ICRP 勧告もありますので，あまりにも少ない被ばくの心配をする必要はありません。大事な検査は安心して受けていただければと思います。

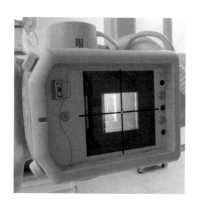

図 1　X 線管球
X 線の照射口は多重絞りという鉛板の重ね合わせで，光の当たる部分以外に X 線は出ない構造

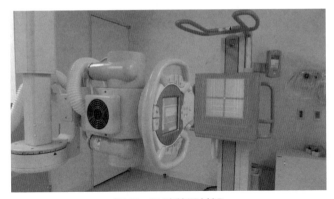

図2 X線装置外観
X線装置は鉛で囲まれていて，光の当たっている部分しかX線は当たらない

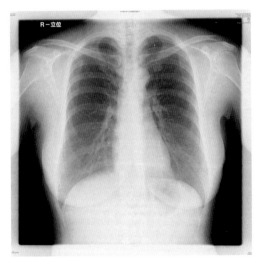

図3 胸部X線写真
放射線技師の設定した光部分以外にはX線は当たらない

（横田　浩）

第1章　一般撮影

古いレントゲン装置の被ばく線量

Q 今のレントゲンの線量は低いから被ばくの心配は大丈夫。と聞くのですが，古いレントゲン機械の場合だと線量も昔のままではないのでしょうか？

A 放射線機器をはじめとする医療機器も日進月歩で，新しい技術が年々開発されていきます。デザインやスタイルも洗練されたものになってきました。レントゲン撮影は，正式には単純撮影もしくはX線撮影といいます。X線撮影では，X線を照射する装置と受ける装置の間に被写体を置き，X線の透過性の違いを利用して画像化します。よって，X線撮影での機器は①X線を照射する装置②X線を受ける側の装置の2つがあります。①X線を照射する装置に関しては，新しくなるに連れ，操作性が向上してきました。また，サイズもコンパクトとなり，撮影室のスペースを有効的に使用することができるようになりました。

　②X線を受ける側の装置に関しては，デジタル化が進んできました。X線撮影は従来，アナログ方式とも呼ばれる感光したフィルムを現像処理して写真化するものが主流でした。1990年代からデジタル化の技術が進み，現像処理をすることなく，画像化が可能となりました。また，写真を出力しなくても，診察室のモニターで撮影画像を確認することが可能となりました。デジタル化に関しては通常のカメラとデジタルカメラとの違いを考えて頂ければ，ご理解頂けると思います。線量に関しては，X線にも電気やガスと同じように量というものがあります。撮影部位，体形などに応じて，線量を調整しています。例えば，指を撮影する場合の線量の場合は，小さい部位ですので少ない線量で撮影を行います。腰の撮影を行う場合は比較的大きな部位ですので，指よりも多い線量で撮影を行っています。この線量の調整はわれわれ診療放射線技師の重要な仕事です。このように部位などによって線量を調整して撮影することは，機器が新しく進歩しても

10

変わりません。確かにデジタル化によって，画質の調整も可能となり，少ない線量で撮影しても画像化することは可能です。しかし，最適な線量で撮影を行わなければ画質が粗く，診断に支障をきたすことになります。いくら機械が新しくても，診断に有効な画像でなければ検査をした意味がありません。よって，機器が「古い」「新しい」という点よりも，最適な線量で撮影を行っているか重要となります。

Tips 新規導入機器のカタログや病院の掲示してあるパネルなどを見ると，「従来よりも被ばく線量減少」などの紹介文を目にします。確かに，そういった文章は被ばく低減や新規機器導入のアピールとして有効ですが，場合によっては，新規装置導入前に検査をした場合は，被ばく線量が多かったのでは？　と不安にさせるケースもあるので，注意が必要です。放射線検査の場合，必要最低限の線量で診断に有用な画像を提供することが，診療放射線技師の重要な役割です。被ばく低減にこだわり，診断に支障をきたす画像を提供しても，意味がありません。放射線検査での線量の最適化と被検者から放射線検査での各被ばく量を問われた際に，回答と説明を行うことも診療放射線技師の重要な役割であることを忘れてはならないと思います。

（桑原　宏）

第1章　一般撮影

1週間に2回のレントゲン撮影

Q 子どもが胸のレントゲンを撮りました。その後熱が下がらず大きい病院に移り3日後に再度胸のレントゲンを撮りました。3日空いていますが，1週間に2回胸のレントゲンを撮っております。年齢的にも放射線の影響が心配になりました。

• •

A お子様がX線撮影を短い間隔で2回行ったので，被ばくによる影響が心配ということですね。親の気持ちとしては大切なお子様のこといろいろと心配されたことと思います。結論から申し上げますと，今回受けた2回のX線被ばくによる，お子様の身体への影響は心配ないと考えてよいです。

　今回の相談内容から心配されている要点をまとめてみました。

①2回撮影したことで，放射線被ばくが蓄積したのではないか？

②小児なので放射線被ばくの影響が心配

　放射線にも量というものがあります。水や電気と同じです。一般的な診療で使用する放射線検査（CTやX線撮影）の場合は，低い線量で行っています。まず，この点をご理解下さい。

　①の2回撮影したことによる放射線の蓄積に関してですが，X線撮影は，X線を照射し，人体におけるX線の透過性の違いを利用して画像化しています。放射線自体が人体に残るものではありません。また，3日間という短い間隔で2回撮影したことで2回撮影分の放射線被ばくをしたのではないか？　とご心配されるかと思いますが，これは1回ずつの撮影としてお考え下さい。例えばアルコールを1日で大量に飲むのと，日の間隔を空けて少しずつ飲んだ場合，合計で同じ量であったとしても，身体への影響は異なりますよね。放射線の場合も，1回に多く被ばくした場合と少ない線量を複数回に分けての被ばくした場合を比較すると，複数回に分けて被ばくした場合の方が，身体への影響は少なくなります。これを分割効果と

12

いいます。

②の小児での放射線被ばくに関してです。小児の放射線感受性が高いのは事実です。成人に比べると放射線の影響を受けやすいとされています。放射線にも電気やガスと同じように量というものがあります。撮影部位，体形などに応じて，線量を調整しています。小児を撮影する場合は，成人と比べて身体が小さいので，少ない線量で撮影を行っています。そういった観点からも小児の放射線感受性に関しては深刻に考えることはなく，お子様の身体への影響は心配ありません。

Tips 小児は放射線感受性が高く，影響を受けやすいのは事実です。低線量放射線域での小児の放射線の感受性に関しては，さまざまな知見があり，明確な結論は出ていません。放射線被ばくによる人体の影響に関して，小児分野に関しては，永遠のテーマといっても過言ではないでしょう。小児の放射線検査に関しては，体格に応じた線量の最適化に関する説明などを行う必要があります。また，いろいろな角度からの説明を行い，相談者である両親が理解できるように，データを収集する必要もあります。

【参考文献】

1) 青山　喬，丹羽　太貫，編　放射線基礎医学　第 11 版. 金芳堂，2008.

(桑原　宏)

第 1 章 一般撮影
妊娠中のレントゲン撮影

Q 妊娠中に四肢のレントゲンを撮った場合，胎児にも放射線は届いてしまうのでしょうか？ 何か障害など出てしまわないか心配です。

A 妊娠中に X 線撮影を行ったことで，今後の妊娠生活や胎児への影響が心配ということですね。妊娠中での X 線撮影の場合，胎児の放射線被ばく量は撮影部位によって異なります。今回は四肢ということですが，股関節を含む場合には，わずかに胎児も被ばくする可能性があります。膝から下を撮影した場合には，胎児への被ばくはほとんどないと考えてよいでしょう。X 線撮影のイメージは，身体全体が被ばくするイメージがありますが，撮影は目的とする部分に絞って放射線を照射して行います。身体全体を照射するわけではありません。部位周囲も被ばくしますが，被ばく量は少なくなります。実際に数値を提示してみます。提示するのは，各撮影時での子宮の被ばく線量です。被ばく線量を表す単位として，mGy（ミリグレイ）を使用します。股関節撮影：1 mGy，大腿骨撮影：0.4 mGy，膝関節：0 mGy，足関節：0 mGy となります。よって上記のように股関節を含む場合には，わずかに胎児も被ばくする可能性がありますが，膝から下を撮影した場合には，胎児への被ばくはほとんどないと考えてよい，となります。もし，仮に股関節撮影を行い，胎児への被ばくがあったとしても，100 mGy 以下であれば，影響はありません。したがって，通常の放射線診断では胎児への被ばくの影響はないと考えられます。

Tips 放射線検査のイメージとして,「撮影室に入室しただけで,被ばくする」「身体全てが被ばくする」というものがあります。特に妊婦は自身の身体だけではなく,胎児への影響が心配となります。撮影の照射範囲に下腹部が入っていなければ,胎児への被ばくはとんどありません。また,照射範囲内に骨盤が入っており,胎児への被ばくがあったとしても,胎児に影響が発生するのは 100 mGy 以上とされています。各撮影でのデータを提示することによって,安心していただくことができます。

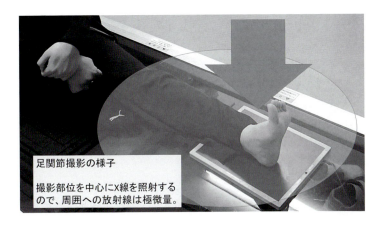

足関節撮影の様子
撮影部位を中心にX線を照射するので、周囲への放射線は極微量。

(桑原　宏)

第1章　一般撮影
妊娠中の腰椎の撮影

Q 妊娠に気づかずに腰椎の写真を5枚撮った後,妊娠と解りました。胎児の被ばくは大丈夫でしょうか？

A 生まれてくる子どもに形態異常や発育が遅かったりするのではないかと心配していることと思いますが,いずれの影響も心配は要りません。

　妊娠2週から8週の間の赤ちゃんは,確定的影響（形態異常）に対して敏感な時期ですが,放射線検査したというだけで,受けた線量には関係なく不安に駆られるお母さん方が多いことを痛感しています。しかし,腰椎/仙椎のX線写真を5枚撮ったとしても,胎児が受ける線量は,5 mGy程度です。したがって,X線検査が原因で形態異常や低体重のお子さんが生まれることはありません。

　今でも多くの本に,放射線により先天異常や形態異常,知恵遅れなどの障害,白血病を起こす可能性があると記述されている情報を見て,不安になったお母さんからの質問を受けます。

　ICRPのPublication 84「妊娠と医療放射線」では,胎児線量100 mGy以下は放射線被ばくによる障害発生を考慮した上での妊娠中絶の原因とはなりえないとしています。この勧告が出された理由は,妊娠に気づかないで,胃透視やCTなどの放射線検査を受けてしまったとの理由で多くの妊娠中絶が行われている,間違った古い知識を是正するために出されたものです。

　腰椎X線検査時に受ける生殖腺の被ばく線量をPCXMCで計算した結果を次の表に示します。

表　腰椎X線検査時の生殖腺被ばく線量

部位	方向	卵巣（mGy）	子宮（mGy）	実効線量（mSv）
腰椎	正面	0.646	0.748	0.37
腰椎	側面	0.53	0.276	0.255

Tips 放射線撮影室の入口に「妊娠中の方はお申し出ください」等の掲示があります。これは、女性患者自身の放射線感受性が高いのではなく、生殖可能年齢の女性の場合は、胎児に対する配慮が必要となるからです。妊娠中の被ばくによって形態異常の子どもが生まれるのではないかとの不安を訴える声を多く聞きます。歴史的に考えると、1950年代に世界中で大気圏核実験が行われ、大量の核物質が大気圏を汚染しました。同じころ、被ばくによって遺伝子が変化することがわかり、大気圏汚染による被ばくが人類の将来にかかわる問題となりました。特に、1954年3月1日のビキニ環礁による水爆実験にヒントを得て制作された映画ゴジラのイメージが強烈で、被ばくすると形態異常の子どもが生まれる印象が定着したようです。実際には、広島・長崎で被爆した両親から生まれた方に、有意な遺伝的影響の増加は確認されていませんが、被ばくは形態異常を起こすという印象だけが残ったようです。

　また、胎児の形態異常は、器官形成期の大量被ばくによる影響で遺伝子の問題とは異なるのですが、両者を混同したイメージが持たれています。遺伝的影響と胎児の形態異常は発生経路がまったく異なること、少ない被ばくでは胎児の形態異常は起きないこと、などを順序立てて説明して誤解を解くことで、多くの不安は解決できます。

　頭頸部や胸部、四肢などの放射線撮影は含まず、下腹部すなわち子宮が照射野に入る放射線検査の場合は、適用の判断に「10日規則」の考え方を重視すべきです。一部の医療関係者は、「10日規制」は不要との意見もありますが、この事例のように、胎児が放射線被ばくをしてしまい、妊婦が不安を訴えても「大丈夫ですよ」の一言で済ませるなど、医療スタッフが適切な対応をしていない相談事例を痛感します。100 mGyの「しきい値」を説明すれば不安は解消されると考えてはならないと思います。

【参考資料】

日本放射線公衆安全学会　編集：イラストでみる「放射線って大丈夫？」
26 ～ 27, 文光堂, 2011.

（諸澄邦彦）

第 1 章　一般撮影
毎年の定期健康診断・人間ドックでの被ばく

 毎年の定期健康診断，人間ドックでの放射線検査の被ばくが心配です。

　労働者の場合は，「労働安全衛生規則」という法律に従って1年に1回以上，健康診断を必ず受けなければなりません。その中に胸部X線検査が含まれているのです。これとは別に「老人保健法」による「基本健康診査」と，「がん予防重点教育及びがん検診実施のための指針」による「がん検診」などからなっていましたが，がん検診は2008年以降，「健康増進法」という法律のもとで行われています。ただし受診するかどうかは任意となっています。

　定期健康診断で胸部X線検査を実施することによって，肺疾患を早期に発見するという国の政策があります。また国が進めているがん対策の柱が3つあり，「がんの研究を促進させる」「予防に努める」「全国どこでも質の高い治療を受けることができる」となっています。

　健康診断に用いられる放射線検査が正当化されるのは，被ばくに伴うリスク等に比べて患者個人の利益が明らかに大きい場合であり，これを「正当化の判断」といいます。併せて，正当化された放射線検査は，診断に必要な画像の提供を前提に，できるだけ線量を低減するための方策として，撮影枚数や照射野の制限，透視時間の短縮などの「防護の最適化」を図り放射線検査を実施しています。また定期健康診断における胸部X線撮影は法的な義務となっておりますが，バリウムを用いた胃の検査については内視鏡検査やピロリ菌の検査の選択肢もあります。

　地球が誕生した時から存在する自然放射能は，①誰でも，②何時でも，③どこにいても被ばくしています。また，日本からアメリカを飛行機で1往復すると100 μSv 被ばくすることと比較するならば，放射線検査の被ばくのデメリットより，病気の早期発見がその後の診断・治療につながる

メリットが多いことを考えては如何でしょうか。

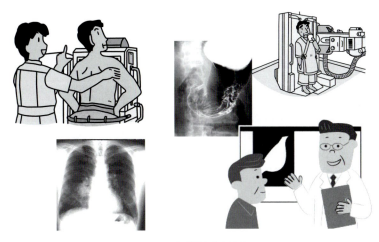

図　定期健康診断

Tips 健康管理レベル1の国の1検査あたりの実効線量を示します。

検査の種類	1検査当たりの平均実効線量（mSv）			
	1970〜1979	1980〜1990	1991〜1996	1997〜2007
胸部（直接撮影）	0.25	0.14	0.14	0.07
胸部（間接撮影）	0.52	0.52	0.65	0.78

　日本の国民1人あたりの医療被ばくは，医療の先進国（15か国）と比較して3.2倍高いとの報告もあります。表に示すように，医療技術の進歩で，初期のフイルム撮影に比較して，高感度増感紙の導入，CR，FPDの開発などにより，胸部X線撮影の被ばく線量は1/3になっています。

【参考資料】
　UNSCEAR 2008, ANNEX A 放射線医学検査

（諸澄邦彦）

第1章　一般撮影

経過観察で頻回に撮影

Q 生後4か月の頃より股関節のずれがあり，ずれを戻す装具を3か月着け，その後定期的に小児専門病院の整形外科を受診し，股関節脱臼の経過観察の股関節撮影をしますが，将来の影響はないのでしょうか？

A 小児股関節脱臼と診断された場合は，その症状により定期的に股関節撮影が行われます。撮影部位に含まれる生殖腺の被ばく防護を行った撮影や，被ばくする線量を抑えて撮影していますので，お子さんの将来に影響が出ることはありません。

質問される方の多くは，以下の3つの不安をあげられます。

①将来，不妊の原因にはならないのでしょうか？　また妊娠・出産できたとしても形態異常児が産まれる可能性はありますか？

②子どもの子宮や卵巣に悪影響はないでしょうか？

③小児がんや白血病にかかるリスクは上がりますか？

最初の質問①には，放射線影響にしきい値のある確定的影響で説明します。不妊になるということは，通常の放射線診療のなかでは起こりえないほどの大線量なので，今後も気にする必要はありません。また形態異常児などが生まれる可能性もありません。

②については，照射野に含まれる臓器に影響が出ることはありません。

③については，もともと発がん率や白血病などについては誰もがリスクを持っています。それらのリスクよりも優位に上昇するとの報告はありません。

乳幼児の骨盤撮影時の生殖腺線量（mGy）

	6ヵ月児		4ヵ月児	
	男児	女児	男児	女児
骨盤（AP）	0.23〜0.35	0.24〜0.27	0.55〜0.62	0.33〜0.35

(NCRP Report 68)

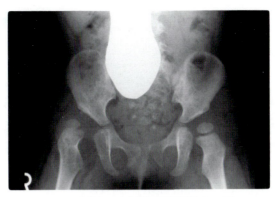

写真　小児股関節撮影の一例

Tips 小児股関節撮影での生殖腺防護のための鉛版の使用を原則中止にしている診療所，病院があります。理由は，生殖腺防護にはメリットとデメリットがありますが，メリットに比べるとデメリットが大きいからです。デメリットの理由の一つが，写真のように，プロテクタを付けた範囲は画像が得られないので，女児だと防護鉛を用いると骨盤全体が観察できないためで，整形外科の視点としては，股関節疾患では恥骨結合を含め骨盤領域全体の発育など全体像を観察することが重要としているからです。男児でも生殖腺防護鉛の設置場所が不適切だと恥骨結合が隠れ，再撮影をせざるを得ないことがあります。日本診療放射線技師会の医療被ばくガイドラインでも，小児股関節撮影時の生殖腺の線量は 0.03 mGy 程度と推計され，がんリスクや遺伝的影響のリスクは小さいといえます。

【参考資料】
http：//trustrad.sixcore.jp/protection-of-gonads.html

（青木里佳）

コラム 低線量，低線量率被ばくの影響

　UNSCEAR 2000 年報告では，線量率に関係なく総線量が 200 mGy 以下を低線量としており，X 線は Gy と Sv は同等と考えてよいので，等価線量 200 mSv までが低線量となる。

　もちろん，大線量を一度に照射すると有害な X 線なので，少ない線量でも不必要な照射は避けるが，100 mSv 以下では放射線の影響を考慮する必要はないという ICRP 勧告もあり，特殊な頭部 CT や IVR を除き，診断領域で使用する X 線をことさらに心配する必要はないと考える

　また，低線量被ばくは積算する必要がないといわれているので，何度撮影しても影響を考える必要はなく，そもそも地球上で生活する上で，私たちは常に放射線を浴びながら暮らしている。

　被ばくについて相談すると「少ない線量なので人体への影響はない」,「年に何回撮影しても影響はない」と診療放射線技師が言うのは，このような根拠があるからである。心配する患者さんに寄り添う対応が必要だと考えるが，あまりに少ない放射線被ばくを心配をする必要はないので，必要な検査は安心して受けて頂きたい。

　国立がん研究センターが発表しているがんになるリスクを見ると，100 ～ 200 mSv の放射線を受けた場合のリスクが 1.08 倍で，野菜不足でがんになるリスクと同等であり，200 ～ 500 mSv の放射線を受けた場合のリスクが 1.19 倍で，運動不足や塩分の取り過ぎによりがんになるリスクと同等であると示されている。野菜不足や運動不足でがんになると心配する方は少ないと思うので，病院での放射線検査による被ばくの影響も心配する必要はないと考える[1]。

　日本は医療被ばくが多い，特に CT の被ばくが多いと言われるが，どこの病院でも CT 検査を受けられる現状は歓迎されるべきと考える。日本が長寿社会になったのは，画像診断の進歩による病気の早期発見の恩恵によるものとは言い過ぎかもしれないが，統計学的に表せない領域のわずかな放射線被ばくで心を痛める必要はないと考える。

【参考資料】

1）

要　　因	がんになるリスク
1000～2000 ミリシーベルトの放射線を受けた場合	1.8 倍
喫煙 飲酒（毎日3合以上）	1.6 倍
痩せすぎ	1.29 倍
肥満	1.22 倍
200～500 ミリシーベルトの放射線を受けた場合	1.19 倍
運動不足	1.15～1.19 倍
塩分の取り過ぎ	1.11～1.15 倍
100～200 ミリシーベルトの放射線を受けた場合	1.08 倍
野菜不足	1.06 倍

●放射線は、広島・長崎の原爆による瞬間的な被ばくを分析したデータ（固形がんのみ）であり、長期にわたる被ばくの影響を観察したものではない

●その他は国立がんセンターの分析したデータである。

※対象：40～69歳の日本人

　運動不足：身体活動の量が非常に少ない

　野菜不足：野菜摂取量が非常に少ない

出典：（独）国立がん研究センター

（横田　浩）

コラム	一般の方の線量の考え方 〜寄せられた医療被ばく相談より〜

■低線量と高線量

　低線量と高線量の区分に関しては国連科学委員会（UNSCEAR：United Nations Scientific Committee on the Effect of Atomic Radiation）で定義されたものが多く用いられる。低線量：<200 mGy 中線量：200 〜 2,000 mGy 高線量：2,000 mGy ≦と分けられている。一般的な診断行為で使用する放射線検査での線量は UNSCEAR での区分であれば低線量領域に該当する。研究者や放射線従事者であれば，こういった区分は理解できる。しかし，放射線検査を受けた一般の方々は放射線量に関してどのように感じているだろうか。公益社団法人大分県放射線技師会に届いた 246 件をデータベース化し，相談内容を対象に「高線量」「高い線量」をキーワードとして，検索を行った。

相談対象	内　　容	線　量
11 歳の子供のレントゲン被ばくによる発がん性の影響を心配	歯科の入射線量は 2 〜 3 mGy と高線量であるため，怖くて子どもに放射線を当てられません。	2 〜 3 mGy
8 歳になる息子が数回 CT 検査を受けていることが心配	頭部 CT 線量が 64.66 mGy と説明されました。頭部 CT のあまりの数字の大きさに大変ショックを受けております	64.66 mGy
生後 3 か月の幼児に対する胸部単純撮影で将来のがんリスクが心配	0.1 mGy は生後 3 カ月の赤ちゃんには高い線量なのではと不安になっています。	0.1 mGy

■一般の方々が感じること

　一般の方々は，放射線というものに対し，漠然した不安を抱えている。現状の情報社会では，パソコンやスマートフォンなどで「放射線」と検索すれば，いろんな情報が画面に出てくる。放射線に関する詳しい記載もあ

れば, 中には放射線に対するネガティブな情報もある。検査を受けた後に, 放射線検査や被ばくのことを調べた際に, ネガティブな情報を目の当たりにすれば, 不安やパニック状態になるのは必然である。そういった放射線被ばくの影響によるリスクを心配している方々にとっては, 科学的に低線量の領域であっても高い線量と感じている。「今回使用した線量は少ない線量ですから, 大丈夫」と説明しても, 納得や安心をさせることは困難である。放射線は一般的な分野ではないし, 目に見えるものではない。そこでわれわれ診療放射線技師が検査前に放射線に関する説明を行い, 撮影室前に撮影条件と被ばく線量を提示するなどの「視覚化」を行うことで, 検査を受ける方たちを安心できる方向へ導き, また, 検査後の問い合わせの際にも有効である。安心して放射線検査を受けてもらうことに努力を注ぐことは診療放射線技師の重要な責務でもある。

（桑原　宏）

コラム　小児の被ばく相談

　公益社団法人大分県放射線技師会に寄せられた被ばく相談のデータ（246件：2012年度～2016年度）を以下に掲載する。
　わが子が放射線検査を受け，その影響を心配する両親からの被ばく相談は多い。

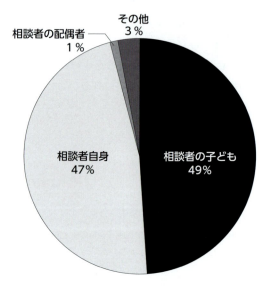

図1　医療被ばく相談における相談の対象者分類

　図1は医療被ばく相談において，相談の対象者を分類したものである。半数がわが子の放射線検査による影響を心配された相談者である。親は自分の意志で病院へ行き，検査を受けるかは自分で判断するが，小児の場合は，親が病院へ連れていき，検査を受けるかは親が判断する。その結果，「私の責任で子どもを被ばくさせた」と自責の念にて悩む相談が多い。

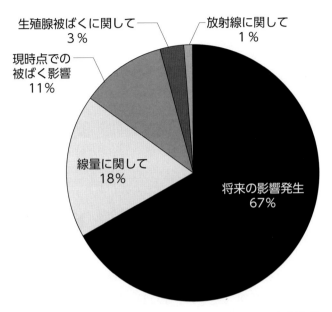

図2　小児対象の被ばく相談において心配する事項分類

　図2は小児対象の被ばく相談で心配する事項の分類である。半数以上が将来の影響の発生を心配する内容であった。放射線検査の被ばくにより、わが子が「将来, がんになるのでは？」との相談内容が多い。検査の必要性や小児での放射線検査における線量の適正化, 日常生活での発がんリスクなど、いろいろな観点から相談に対応する必要がある。

(桑原　宏)

| コラム | 胎児の被ばくと母親の心 |

　女性にとって妊娠，出産は人生のなかでも大きな転機をもたらすできごとのひとつである。診療放射線技師として働く女性にとっては、さらに大きな転機をもたらすといっても過言ではない。

　診療放射線技師は放射線被ばくと常に隣り合わせでの業務で，通常の業務で大量に被ばくすることはないが，X線撮影の介助やポータブル撮影など被ばくの可能性がある業務は多い。このような業務上，妊娠が判明したらなるべく早く上司や職場全体に報告する必要がある。気持ちも身体も不安定な時期にいろいろな人に報告しなくてはならないストレスはかなり大きなものである。

　また，診療放射線技師の女性が妊娠時に直面する問題としては，胎児への影響の不安があげられる。胎芽・胎児の発育期は，着床前期（受精0～8日），主要器官形成期（受精9～60日），胎児期（受精60～270日）に分けられ，放射線被ばくにより発生する異常は期間によって異なるが，そのしきい値は100 mGy以上とされている。つまり，現在のところ100 mGy以下の胎児の被ばくであれば問題ないと考えられている。

　このことを踏まえ，妊娠中に検査を受けた場合の胎児の被ばく線量はどのくらいかというと，単純撮影の胸部X線検査であれば，0.01 mGy以下となり，腰椎や骨盤部で1.7，1.1 mGyです。CTにおける胎児被ばく線量は骨盤部で最も多く25 mGyとされる[1]。

　このように1回の検査であれば胎児が被ばくする線量に問題はない。また，診療放射線技師として働くうえで，個人モニタリングなどにより細かく被ばく管理をされている。しかし，やはり放射線は目に見えないものなので，専門職として教育を受け理解はしているものの，母親として不安が全くないとはいえない。もし仮に個人モニタリングにより被ばくが確認されたとしたらどうであろうか。個人の被ばく線量のモニタリングは過去の結果であり，予防措置ではないため，一度被ばくしてしまったことをなかったことにはできない。このため毎月のモニタリング結果を祈る思いで

28

確認している。

　わが子の安全，健康を願うのは親としては当たり前のこと。専門職とはいえ，できるだけ被ばくをせずに出産したいと願うのも当たり前のことではないだろうか。一度の被ばく線量は少ないとわかっていても，常に被ばくの可能性に晒されて仕事をするということ。診療放射線技師の女性にとって妊娠・出産は嬉しくも悩みの絶えないできごとでもある。

【参考文献】
1）放射線被ばくと先天異常
　　http：//www.jaog.or.jp/sep2012/JAPANESE/jigyo/SENTEN/kouhou/hibaku.htm（アクセス日：2017 年 8 月 21 日）

（青木里佳）

第2章 透視検査
消化管検査の被ばく線量

Q 消化管検査はどのような検査ですか？ また，どのくらい被ばくするのでしょうか？

A X線透視検査は，通常のX線撮影とX線を連続して照射することにより得られる動画（X線透視）を交互に繰り返し，病巣の発見や臓器などの観察を行う検査になります。さまざまな内容の検査がありますが，代表的なものに，バリウムによる上部消化管検査があります。被ばく線量は検査内容により変わりますが，上部消化管検査では入射表面線量で約 120 mGy 程度になります。実効線量に換算すると 3〜4 mSv になります。

Tips 公益社団法人 日本診療放射線技師会が行った線量調査では，1回の上部消化管検査の線量は，75 パーセンタイル値[*1] で約 120 mGy と報告されています[1]。線量単位は入射面における吸収線量（入射表面線量[*2] を使用し，1回の検査で人体に照射された全ての最大X線量のような意味合いの単位になります。このため，放射線の影響を評価する場合は入射表面線量では過大評価となるため，それぞれの組織・臓器における吸収線量で放射線のリスクを評価する必要があります。組織・臓器に吸収される放射線量は入射表面線量よりはるかに少なくなります。

　一般透視検査はX線透視による線量寄与が多いため，X線透視を間欠的に照射する「パルス透視」[*3] を多用しています。パルス透視を利用することにより大幅な被ばく線量軽減が期待できます。

　X線透視検査は実施施設や装置により手技内容が異なるので，放射線リスクの評価を行う際は，検査を実施した施設にお問い合わせください。

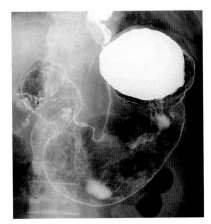

図　上部消化管検査

*1　調査結果を小さい値から順番に並べかえ，全体の回答数を「100 %」とした時の「75 %」にあたる値
*2　X線が入射する点における吸収線量
*3　「透視検査 p.33　Tips」を参照

【参考文献】
1）佐藤寛之，工藤安幸，目黒靖浩：中間報告　医療被ばくガイドライン改訂（一般透視）．日本診療放射線技師会誌．Vol.61, No.737, 2014.

（佐藤　寛之）

第2章　透視検査

夫が受けたバリウム検査後に妊娠が判明

Q 夫は毎年健康診断で胃のバリウム検査を受けています。先日，夫の健診受診の後に私が妊娠したことがわかりました。これから生まれる赤ちゃんや妊娠前の被ばくによる子孫への影響は大丈夫でしょうか？

A 放射線の遺伝的影響は，原爆被爆者やその他の疫学調査では確認されていません。ご主人が被ばくしたことによる誕生するお子様への放射線影響は心配する必要はありません。また，ご主人の生殖腺への被ばく線量は極めて少ない値になります。

Tips 放射線の影響は図のように被ばくした本人に現れる影響と検査を受けた方の子孫に現れる影響に分けられます。ICRP は「親の放射線被ばくがその子孫に過剰な遺伝性疾患をもたらす直接的な証拠は存在しない。しかしながら，放射線が実験動物に遺伝性影響を引き起こす有力な証拠が存在する。ICRP は慎重を期すために今後も遺伝的影響のリスクを引き続き放射線防護体系に含める」[1] と述べています。

　一方，本人に現れる放射線影響のひとつに「生殖能力の低下」がありますが，この影響は確定的影響となり，しきい値が存在します。一時的な不妊で「150 mGy」，永久不妊で「3,500 mGy」がしきい値となっています（表）。参考までに，ある施設における上部消化管検査時の生殖腺（男性）の吸収線量は「0.01 mGy」，実効線量は「3.1 mSv」と報告されています[3]。なお，この組織臓器線量や実効線量は，撮影方法や装置により異なるので注意が必要です。

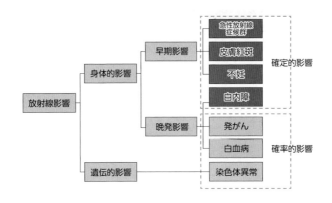

図　放射線の影響と種類

表　生殖腺の放射線影響（男性）[2]

放射線の影響	しきい値
一時的不妊（男性）	150 mGy
永久不妊（男性）	3,500 mGy 〜 ,6000 mGy

【参考文献】

1) 日本アイソトープ協会：国際放射線防護委員会の 2007 年勧告．P19, 丸善. 2009.
2) 日本アイソトープ協会：国際放射線防護委員会の 1990 年勧告．P112, 丸善. 1991.
3) 日本放射線公衆安全学会：医療被ばくハンドブック．P60, 文光堂. 2008.

（佐藤　寛之）

第2章　透視検査

長時間透視検査室にいた腸重積の子ども

Q 1歳になる子どもが腸重積という病気になり，X線透視室で治療を行いました。子どもが検査室内に40分ほどいたのですが，被ばくは大丈夫でしょうか？

A 腸重積とは腸の一部が重なりあってしまう病気です。発症から早い時期では，造影剤を生理食塩水などと一緒に肛門から逆行性に注入して高圧をかけ，腸管の重なりを戻す手法がよく行われます。検査室内では，造影剤により腸が元に戻ったかX線透視を用いて観察しています。入室しても常にX線を照射しているのではなく，腸の状態を確認する時にだけ使用します。放射線を照射している時間は入室している時間よりはるかに少ない時間になります。公益社団法人日本診療放射線技師会が行った線量調査では，成人腹部のX線透視による1分間あたりの入射表面線量（透視線量率）は，50パーセンタイル値[*1]で「13.0 mGy/min」と報告されています[1]。子どもでは，腹部の厚さが成人より薄いので，使用されるX線つまり被ばく線量がはるかに少なくなります。

Tips 子どもは大人に比べ体の厚みが薄いので，少ないX線量で検査を行うことができます。また，X線透視装置は照射量を自動制御で照射ことができ，子ども（被検者）の体格に合ったX線量に調節されています。さらにパルス透視を用いることや照射範囲を極力狭く設定するなどして必要最低限の被ばくになるようにして検査は行われています。X線のリスクに注目が集まりますが，腸が元に戻らなければ，開腹手術といった外科的治療となるので，子ども（被検者）の負担は非常に大きくなります。

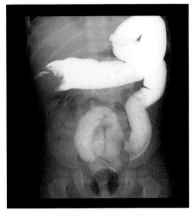
腸重積（整復前）

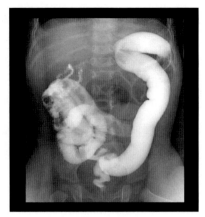
腸重積（整復後）

■パルス透視とは

X線透視はX線を連続的に照射してリアルタイムに画像を観察しています（動画のようなイメージ）。パルス透視とは，通常，連続的に照射されるX線を断続的に照射させ，透視画像を得る方法で，X線量を軽減する技術です。

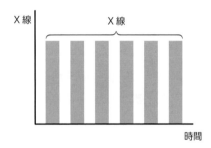

*1 調査結果を小さい値から順番に並べかえ，全体の回答数を「100%」とした時の「50%」にあたる値

【参考文献】
1) 佐藤寛之，工藤安幸，目黒靖浩：中間報告　医療被ばくガイドライン改訂（一般透視）．日本診療放射線技師会誌．Vol.61, No737, 2014.

（佐藤　寛之）

第2章 透視検査
胃のX線検査後の妊娠

Q 胃のX線検査を受けた後に妊娠していることが解ったのですが，赤ちゃんへの影響はありますか？

A 胎児に対する放射線の影響は，確定的影響になります。確定的影響はしきい値と呼ばれる下限値が存在しており，この値より少ない線量であれば胎児の放射線影響を心配する必要はありません。胎児における放射線影響のしきい値は最小で「100 mGy」とされており，一般的な胃のX線透視検査では到達しない値になります。

Tips 胎児の放射線影響は，週数により変わります。それぞれの影響は，確定的影響に属し，それぞれしきい値が存在します。胎児期は着床前期，器官形成期，胎児期と区分され，放射線に対する感受性が異なります。また，時期により発生する影響も異なっています（表）。

着床前期（受精〜約8日）では放射線影響は「胚の致死」となり流産となります。器官形成期（約2〜約8週）においては「形態異常」がみられ，胎児期では，約8〜約15週において「精神遅滞」が影響として確認されています。なお，約16〜約25週においても胎児の放射線感受性は高く，精神発達遅滞が放射線の影響として確認されていますが，約8〜15週のしきい値より大きな値になります。出生までの全胎児期の期間で胎児が放射線を浴びることにより，小児白血病やその他の小児がんの発現頻度も増えると考えられていますが，今のところ明確な報告はありません。

影響の種類	時　期	しきい値（mGy）
胚致死（流産）	〜　受精後8日	100 mGy
形態異常	2週〜8週	100 mGy
精神遅滞	8〜15週	300 mGy

表　胎児の放射線影響としきい値 [1],[2]

　一般的な胃のX線検査での子宮における組織臓器線量は「0.47 mGy」[3]と報告されており，通常の検査であれば胎児の受ける放射線は非常に少なくなる*1。仮にしきい線量を超えて検査を行ってしまった場合でも必ず放射線の影響が出現するわけではないので，担当医師と方針について相談することを推奨する。

*1 検査時間は被験者の体の構造の違いにより大きく変わる。正確な被ばく線量については，検査を行った施設に問い合わせること。

【参考文献】

1) 日本アイソトープ協会：国際放射線防護委員会の1990年勧告．p19，丸善．1991.
2) 日本アイソトープ協会：国際放射線防護委員会の2007年勧告．p23，丸善．2009.
3) 日本放射線公衆安全学会：医療被ばくハンドブック．p60，文光堂．2008.

（佐藤　寛之）

第2章 透視検査
胃のX線検査と胃の内視鏡検査

Q 放射線被ばくのある胃のX線検査より，放射線被ばくのない内視鏡検査の方が良いと勧められたのですが本当ですか？

A X線検査というと「被ばく」というリスクに注目されがちですが，内視鏡検査にもリスク（穿孔等）はあります。胃のX線検査は，胃の病巣を外側から観察するようなイメージとなり（図1），内視鏡検査は胃の病巣を内側から観察する感じになります（図2）。両検査とも検査を行う者（術者）の技術に大きく影響されます。

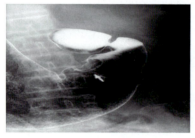

図1　胃のX線検査　　　　図2　胃の内視鏡検査
　　　隆起性腫瘍（同一被検者）

Tips X線検査は，病巣だけでなく，臓器全体と病巣の位置関係などを把握したりすることに適しています。一方，内視鏡検査は微細な病巣まで確認できる利点があります。X線検査はバリウムを飲むことが苦にならなければ，短時間で検査を受けることができます。一方，内視鏡検査はファイバーを飲みこまなければなりませんが，最近では鼻腔より挿入できる細いファイバーもありますので，以前より検査を受けやすくなったといえます。いずれの検査も前処置や検査時間，検査中の苦痛等を理解して自分に合った検査を受けることが推奨されます。

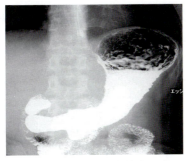 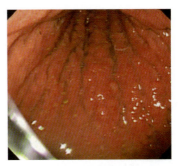

図3　胃のX線検査　　　　図4　胃の内視鏡検査
スキルス胃がん（同一被検者）

■スキルス胃がん

　通常，胃がんは胃粘膜に発生して，粘膜面を変形させて成長していきます。この胃粘膜の変化は胃のX線検査や内視鏡で見つけやすくなります。スキルス胃がんは粘膜の下を這うように広がるため，粘膜の変化が少なく，胃の内側から観察する内視鏡では発見するのが難しいがんの一つです。スキルス胃がんは胃壁を固くする特徴があるので，外側より観察するX線検査では発見しやすくなります。

（佐藤　寛之）

第2章 透視検査
毎年の人間ドックのバリウム検査

Q 人間ドックでバリウム検査を受けるのですが被ばくが心配です。

A 健康診断などで検査を受ける目的は、病気を早期に発見し治療することと考えます。しかし、胃のバリウム検査（以下胃X線検査）の場合、X線による透視を使用し、何枚も撮影を行うため"被ばく"を伴います。そのため「がんを発見するための検査によってがんになるのではないか？」と心配されるのではないかと思います。この問題について考える場合、放射線検査の"利益"と"リスク"について考えなければなりません。それは、検査で得られる利益（病気を見つけて治療すること）とリスク（被ばくによる影響）を天秤にかけ、利益がリスクを上回ることを前提に検査が行われます。これが"正当化"と言われる部分です。今回の場合、検診を受けたことで「①今、病気を早期発見し治療すること」が「②今後、被ばくによる影響でがんになるリスクが上昇すること」より、利益として実感できることが正当化として必要と考えます。①について、人間ドックで胃X線検査を受けた場合の胃がん発見率は 0.12 %[1] であり、胃がん発見率の許容値（精度管理プロセス指標基準値）0.11 % 以上[2] を満すため、検査として有効であると考えられます。また、胃X線検査の有効性評価は推奨グレードB[3]とされ、胃内視鏡検査と同等のグレードであり、死亡率減少効果を示す相応な証拠があるとされています。②について、1検査当たりの被ばく線量の指標（直接撮影 100 mGy、間接撮影 50 mGy）[4] に対して、胃X線検査における実効線量と入射表面線量（基準撮影法Ⅰ：4.41 mSv、33.97 mGy、基準撮影法Ⅱ：5.15 mSv、46.92 mGy）[5] は線量指標を満たします。

　以上のことから、胃X線検査は正当化として利益が上回ると実感できます。また、必要最小限の被ばく線量で検査を提供していることから"最

適化"も十分に行われており，実効線量 50 mSv 以下による確率的影響（発がん，遺伝的影響）の増加は，その他の因子（喫煙など）と比較し非常に小さいたことを考慮すると「今，病気を早期発見し治療すること」を優先すべきと考えられます。

【参考文献】

1) 一般社団法人日本消化器がん検診学会ホームページ　委員会報告　平成 26 年度消化器がん検診全国集計．
2) 厚生労働省がん検診事業の評価に関する委員会報告書「今後の我が国におけるがん検診事業評価の在り方について」．
3) 国立がん研究センター　がん予防・検診研究センター：有効性評価に基づく胃がん検診ガイドライン 2014 年版．
4) 社団法人日本診療放射線技師会：医療被ばくガイドライン．2006．
5) 山本兼右，山崎秀男，高倉玲奈．他：胃がん検診における基準撮影法を用いた受診者の実効線量．日本消化器がん検診学会雑誌．Vol.53，No.3．p365-375，2015．

（奥中　雄策）

資 料	胃 X 線検査の有効性と被ばく

Ⅰ. 胃がん発見率

　一般社団法人日本消化器がん検診学会による平成 26 年度消化器がん検診全国集計[1]抜粋をしめす。

対象機関別受診者数と発見胃癌数
（平成26年度，男女計，胃 X 線対象区分の合計）

区分	受診者数	発見胃癌数 （実数）	率	（推定数）	（推定率）
Ⅰ群	6,410,122	5,034	0.079 %	7,660	0.119 %
Ⅱ群	272,470	7	0.003 %	160	0.059 %
総計	6,682,592	5,041	0.075 %	8,004	0.120 %

＊推定率は各群の精検受診率（Ⅰ群65.7%、Ⅱ群4.4%）を100とした場合、未受診者も
　受診者と同じ率で、胃癌が発見されるものとして算出したもの

発見疾患とその頻度 （年次別推移） （男女計）

胃疾患 ＼ 年度		平成19年	平成20年	平成21年	平成22年	平成23年	平成24年	平成25年	平成26年
胃癌	A	5,304	4,732	4,790	5,272	4,984	5,057	5,001	4,862
	B	7,623	6,938	6,976	8,046	7,663	7,831	7,596	7,268
	B/C	0.15	0.14	0.15	0.14	0.13	0.13	0.13	0.12
胃ポリープ	A	51,438	46,397	43,350	49,603	46,407	44,693	40,449	37,220
	B	73,926	68,031	63,137	75,707	71,351	69,206	61,435	55,635
	B/C	1.42	1.33	1.33	1.30	1.21	1.15	1.04	0.94
胃潰瘍	A	33,399	30,760	31,218	32,873	32,067	29,509	26,548	25,334
	B	48,001	45,103	45,468	50,172	49,304	45,694	40,322	37,868
	B/C	0.92	0.88	0.96	0.86	0.83	0.76	0.68	0.64
受診者総数		5,221,232	5,125,322	4,755,413	5,837,975	5,920,600	5,994,971	5,887,024	5,932,107

＊性別、5歳階級別に集計可能な受診者数を母数とした
A：実数、B：要精検者が全員精検を受診した場合の推定数、C：受診者総数

　胃がん発見率の許容値は，精度管理プロセス指標基準値 0.11 ％以上[2]を満たしている。

Ⅱ. 推奨グレード

胃Ｘ線検査の有効性評価は，内視鏡検査と同等の推奨グレードＢとされている[3]。

胃Ｘ線検査	推奨グレードＢ：死亡率減少効果を示す相応な証拠がある
不利益：高濃度バリウムの普及により誤嚥の報告が増加，偽陽性，過剰診断<u>放射線</u> <u>被ばく</u>　不利益については適切な説明を行うべき	
胃内視鏡検査	推奨グレードＢ：死亡率減少効果を示す相応な証拠がある
不利益：偽陽性，過剰診断の他、咽頭麻酔による前処置や穿孔・出血など検査による偶発症があり，重篤な場合は死亡例もありうる。重篤な偶発症に適切に対応できる体制が整備できないうちは実施すべきでない。さらに，精度管理体制の整備と共に，不利益について適切な説明を行うべき	

Ⅲ. 被ばく線量

胃Ｘ線検査における入射表面線量と実効線量を，大阪がん循環器予防センターの山本らによる論文より引用する[4]。

	入射表面線量	実効線量
基準撮影法Ⅰ（対策型検診）	33.97 mGy	4.41mSv
基準撮影法Ⅱ（任意型検診）	46.92 mGy	5.15mSv

大阪がん循環器予防センターで胃がん検診を受診した 40,456 人から男女別，撮影法別で無作為に抽出した 240 名より算出

【参考文献】

1) 一般社団法人日本消化器がん検診学会ホームページ　委員会報告　平成 26 年度消化器がん検診全国集計.
2) 厚生労働省がん検診事業の評価に関する委員会報告書「今後の我が国におけるがん検診事業評価の在り方について」.
3) 国立がん研究センター　がん予防・検診研究センター：有効性評価に基づく胃がん検診ガイドライン 2014 年版.
4) 山本兼右, 山崎秀男, 高倉玲奈. 他：胃がん検診における基準撮影法を用いた受診者の実効線量. 日本消化器がん検診学会雑誌，Vol.53，No.3，p.365-375, 2015.

(奥中　雄策)

第3章　X線CT検査
腹部CT検査でがんになる可能性

Q 腹部CT検査を受けましたが，将来がんになる可能性はありますか？

A 低線量被ばく域での健康影響（がん）は明確になっていませんが，その可能性は非常に低いことがわかっています。したがって，腹部CT検査を受けたことで不安になることはありません。考えすぎて不安に捕らわれないで下さい。捕らわれることがストレスになるのでよくありません。

　十分なインフォームドコンセント（説明と同意）が行われていないために，検査後に不安を募らせていると思われる質問です。医療被ばくは，被ばくによる健康影響より利益が上回ること（正当化）を前提として行われます。放射線検査に用いられる照射線量は必要とされる画質が決定しているために，適正化された線量（放射線防護の最適化）を被ばくすることになります。医療被ばくの目的（健康影響より便益が上回ること）が十分に説明されないまま放射線検査が行われ，検査後に放射線のリスクを耳にすることで不安が高じたものと考えます。

Tips 正当化をどのように行えばよいのかという点について明確な指針がないというのが現状です。患者の権利が尊重され，インターネットなどの情報量が格段と多くなり，検査被ばくが危険という誤った報道などによって，また，医療に対する信頼性の低下などが加わり，正当化の説明には少々課題があるのが現状です。

　ICRP Publication 103（2007年勧告）[1]：による（7.1.）「医学的手法に対する正当化について」では，「(330) 患者の医療被ばくには，正当化のプロセスに対してさまざまな，そしてより詳細なアプローチが求められる。放射線の医学利用は，他の計画被ばく状況と同様に，正当化される

べきである。ただ，この正当化は，通常，政府や規制官庁ではなく医療専門家の責任である。医療被ばくの主な目的は，副次的に放射線診療スタッフと他の人たちが受ける被ばくによる放射線損害を考慮に入れながら，患者に対し害よりも便益を多く与えることである。」と掲載されています。[1]

放射線防護における行為の正当化については，これまでのところ概念規定のレベルにとどまっていますが，近年，医療被ばくに関しては具体的なアプローチが打ち出されています。

その一つが Referral guideline と呼ばれる患者の症状ごとに検査の適用を評価する一般原則の活用です。

左図は，「英国王立放射線専門医会（RCR）が提供するガイドラインツール」ですが，独立行政法人　放射線医学総合研究所と医療被ばく研究情報ネットワーク実態調査・Smart Card ワーキンググループの共同事業として邦訳されたものです。

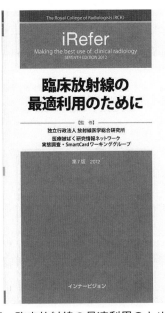

図　臨床放射線の最適利用のために

（藤原　理吉）

【参考文献】
1) ICRP Publication 103　国際放射線防護委員会の 2007 年勧告：社団法人　日本アイソトープ協会. 84-85 2007.

第3章 X線CT検査
これまで受けたCT検査のリスク

Q これまで何回かCT検査を受けたのですが,害(リスク)はどの程度ですか?

A 放射線検査でのリスクは現実に確認されているわけでありません。推定される危険性という意味です。例えば腹部CT検査が行われ,その組織・臓器線量が20 mGyであった場合のリスクを考えます。

ところで,被ばく線量が100 mSv以下で明らか(統計的に有意)になっているリスクはありませんので,放射線防護上で使用されるLNT(直線閾値(しきいち)なし)モデルからリスクを推定します。

なお,LNTモデルは放射線防護上のリスク推定ですので個人に対して用いることは誤った使用方法となります。よって,一般的なリスクとして推定されますが,相談者個人に当てはまるかどうかは別の問題です。個人の健康影響は人それぞれ違います(人によって変わる)ので,がんにならないような生活習慣を心がけて暮らすことが大切です。

■リスクの推定

CTは主に低線量・高線量率の被ばくとなります。リスク推定に適切な知見として広島・長崎の原爆被爆者集団である寿命調査(LSS:Life Span Study)[1]があります。LSSでは1 Gy被ばくしたときのがん死亡相対リスク(被ばくしなかった人と比較したときの比率:30歳で被ばくして70歳到達時)は,1.42倍となっています。ここから20 mGyでのリスクを計算すると約1.01倍となります。

このような計算は可能ですが,このLSSにおいて100 mGy以下の健康影響は明確になっていないためにICRPではLNTモデルが採用されています。

Tips 致命的な病気の早期発見（または病気でないことの確認）のために用いられた放射線は，40年後にがんで死亡するリスクを若干高める可能性はありますが，健康の維持に努めた結果といえます。これは1000人中300人ががんで死亡する現実のリスクを1名増加（可能性）させて病気に備えたと考えられます。増加1名分は推測された値です。

　LNTモデルでは，線量・線量率効果係数（DDREF）[dose and dose-rate effectiveness factor] が用いられます。これは単位線量当たりの生物学的効果が低線量・低線量率の放射線被ばくでは高線量・高線量率における被ばくと比較して通常低いことを一般化した判断によって決められた係数[2]であり，その数値は2が用いられています。

　ICRP　Pub.103（99）項には，「本章で論じられた情報を考慮した上で，委員会が勧告する実際的な放射線防護体系は，引き続き，約100mSv未満の線量でも，線量が増加すると，それに直接比例して放射線に起因するがん又は遺伝性影響の発生確率は増加するという仮定に基づくこととする。委員会は，DDREFの判断値と組み合わせて，LNTモデルを引き続き利用することが，放射線防護の実際的な目的，すなわち，予測的状況における低線量放射線被ばくによるリスクの管理に慎重な基盤を提供すると考える」とし，LNTモデルを採用しています[2]。

（藤原　理吉）

【参考文献】

1) Ozasa, K., Shimizu, Y., Suyama, A., et al. : Studies of the Mortality of Atomic Bomb Survivors, Report 14, 1950-2003: An Overview of Cancer and Noncancer Diseases. Radiat. Res. 177, 229-243, 2012.
2) ICRP Publication 103　国際放射線防護委員会の2007年勧告：社団法人　日本アイソトープ協会．総括 23, 3.2.1 がんリスク 16-19 2007.

第3章 X線CT検査
施設によって違うCT検査の被ばく線量

Q CT検査における被ばく線量は施設によって違うと聞きましたがどのようなことでしょうか？

A 近年，医療分野における放射線の利用は急速に拡大しました。特にCT（装置）はダイナミックに技術的な進歩を遂げています。これによって各医療機関では施設機能に合わせて多様に配置されました。データ収集方法の違い，短時間撮影ができるもの，被ばく低減機能のあるもの，また年式の古いものや新しいものなどが混在しています。そこには被ばく線量の違いも生じています。

Tips 医療現場ではこれまでも医療放射線を適切に防護することが求められ対応してきました。国際的に医療放射線防護の最適化のために診断参考レベルを使用することが求められ日本でも公表[1]されました。

	CTDIvol（mGy）	DLP（mGy·cm）
頭部単純ルーチン	85	1350
胸部1相	15	550
胸部～骨盤1相	18	1300
上腹部～骨盤1相	20	1000
肝臓ダイナミック	15	1800
冠動脈	90	1400

成人CTの診断参考レベル（DRLs 2015）：医療被ばく研究情報ネットワーク：最新の国内実態調査結果に基づく診断参考レベルの設定より引用

注1）標準体格は体重50～60Kg，ただし冠動脈のみ体重50～70Kg
注2）肝臓ダイナミックは，胸部や骨盤を含まない

診断参考レベルは患者被ばく線量の適正化に使用されるツールであり，最適化のきっかけを与え，施設間格差を縮小させるツールとして使用されます。

　最終的な目的は患者被ばく線量の低減にほかならず，目的とする画質を提供する最低線量が最適化の結果得られる線量値となります。装置の更新やプロトコルの見直しなどによるシステム改善によって線量低減を図ることは常に求められますが，画質が担保されていなくては本末転倒となります。可能な限り低い線量で検査を実施することと画質が担保されていることは常に求められています。

【参考資料】

1）最新の国内実態調査結果に基づく診断参考レベルの設定　（平成 27 年 6 月 7 日）　http://www.radher.jp/J-RIME/

（藤原　理吉）

第3章 X線CT検査
子どものCT検査と将来の発がんリスク

Q CT検査でがんになると聞きました。本当でしょうか？ 子供の将来が心配です。

A CT検査は空間分解能や時間分解能が高く，通常のX線撮影検査では見ることができない体内の様子を詳細に観察することが可能です。外傷などの外科的疾患（図1）はもちろん内科的な疾患でも使用されます。近年では造影剤を用いた血管撮影（3D画像）など手術支援を目的とした検査（図2）も行われています。ただし，通常のX線撮影と比べて照射線量が多いため，被ばく線量も多くなることは事実です。医療現場では被ばくにより被るリスクと，検査・治療による患者の便益を考慮して，X線使用検査の是非を医師が専門的な知見を基に判断します。

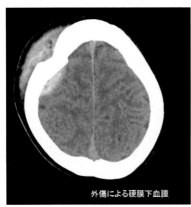
図1 小児外傷頭部CT画像

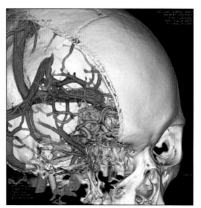
図2 頭部手術支援用CT画像

DRL[1]では下記のように規定されています。

表　小児 CT の診断参考レベル

	1 歳未満		1〜5 歳		6〜10 歳	
	CTDI$_{vol}$	DLP	CTDI$_{vol}$	DLP	CTDI$_{vol}$	DLP
頭部	38	500	47	660	60	850
胸部	11 (5.5)	201 (105)	14 (7)	300 (150)	15 (7.5)	410 (205)
腹部	11 (5.5)	220 (110)	16 (8)	400 (200)	17 (8.5)	530 (265)

注 1) 16 cm ファントムによる値を示し，括弧内に 32 cm ファントムによる値を併記した。

注 2) CTDIvol の単位は mGy，DLP の単位は mGy·cm である。

医療被ばく研究情報ネットワーク：最新の国内実態調査結果に基づく診断参考レベルの設定より引用

- -

Tips　空間分解能：どれくらい細かいモノまで識別できるかを表す指標
　　　　時間分解能：どれくらい短い時間で撮影が可能かを表す指標

【参考文献】

1) 医療被ばく研究情報ネットワーク：最新の国内実態調査結果に基づく診断参考レベルの設定.

（鈴木　賢昭）

第3章 X線CT検査

CT装置によって差がある被ばく線量

Q 医療機関のホームページでは，CTには64列や320列CTなど装置に関する記載がありますが，装置によって被ばく量に差はあるのでしょうか？

A 64列や320列という表示はX線を受ける検出器（Detector）の列数を表しています。CTは機械が体の周りをX線を照射しながら，回転して画像を得るため，検出器（素子）の大きさが同じであれば，列数が多いほど1回転で広い範囲を検査することが可能です（図1）。

被ばく線量を評価する際は，さまざまな因子が作用するため，検出器の列数が多い，少ないという因子での議論は一概にはできません。よって，診断参考レベルで規定されている放射線量には検出器の列数による差はありません（診断参考レベルに関しては49頁参照）。

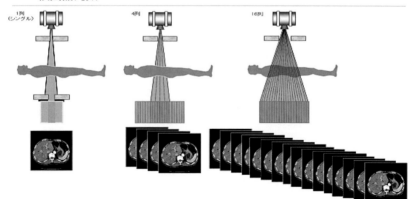

図1　検出器列数のイメージ

被ばく線量の差に影響する因子としては，ビームピッチの影響が大きく作用します。ビームピッチは次の式（図2）であらわされます。

X線束が1回転する間にテーブルがどれくらい動くのか，を表しています。X線束の幅が16 cmとした際に，X線管球が1回転する間にテーブルが16 cm移動すると，ビームピッチは1となります（X線束は重ならない）。また，X線束の幅が16 cmとした際にX線管球が1回転する間にテーブルが8 cm移動すると，ビームピッチは0.5となります（X線束が半分ずつ重なっている）。逆に，X線束の幅が16 cmとした際にX線管球が1回転する間にテーブルが24 cm移動すると，ビームピッチは1.5となります。

ビームピッチが小さい場合は，被ばく線量は多くなりますが，一般的に良質な画像が得られます。ビームピッチが大きい場合は，被ばく線量は少なくなりますが，画質は低下する傾向になります。しかし，ビームピッチが大きい場合は，短時間で広範囲の撮影が可能となるメリットがあります。

検査目的に合わせて，最適なビームピッチを用いた検査が行われています。

$$\text{ビームピッチ} = \frac{\text{CTテーブルの移動距離mm}}{\text{X線束の幅mm}}$$

図2　ビームピッチの計算式

（鈴木　賢昭）

第3章　X線CT検査

被ばくがないMRIと被ばくのあるCT

Q CTと同様な検査にMRIがありますが，MRIは放射線被ばくがないので安全であると聞きました。なぜ放射線被ばくを伴うCTで検査を行うのでしょうか？

・・

A CTはX線の透過量（吸収量）の差を用いて生体内を画像化していますが，MRIは強い磁力と電波を用いて，体内の水素分子の共鳴現象を利用して生体内を画像化しています。よって，放射線被ばくは生じません。

　MRIでは高磁場空間に患者さんが入る必要があるため，人工内耳やペースメーカー（除細動を含む）を装着している方は，誤作動などの危険性があるため，一部の器具を除き検査することはできません。また，脳動脈流へのクリップや血管内ステントおよびコイルまたは整形外科領域でのインプラント（体内金属）などの金属では虚像を生じることがあります。MRIは撮像の原理上，1つの撮像に数分から十数分を要します。1回の検査で複数の撮像を行いますので，合計で20分から40分程度を要するため静止が困難な場合や体動がある場合は実施困難です。また，電波の共鳴により大きな音が発生するため小児などには麻酔が必要な場合も生じます。空間分解能（写る細かさ）は数ミリ程度で，あまり良いとはいえませんが，コントラスト分解能（明瞭さ）が高く，軟部組織の検査を得意とします。また，X線を用いませんので，骨による吸収や偽画像の発生がないため，頭部など骨に囲まれた臓器にも有効です。

　CTは0.3〜0.5秒程度の高速で装置が患者さんの周りを回転するため，1検査時間が数秒〜十数秒とMRIに比して，短時間で実施可能です。これを時間分解能が高いと評価されます。救急医療など急いで診断から治療を要する場合や動きのある臓器（心臓，消化管，肺など）には威力を発揮します。（被ばく線量の参考値は診断参考レベルを参照）。

54

医療機器にはそれぞれ特徴があり，医師は患者の病態や状況に応じて，最適な検査方法を選択します（図1）。放射線診療で疑問などがありましたら受診施設の診療放射線技師にお問い合わせください。

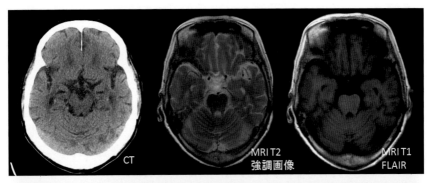

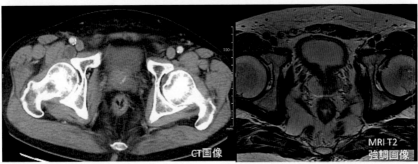

CTは組織・臓器の境界が不明瞭だが小さなモノまで観察可能。MRIは組織・臓器の境界が明瞭だが細かいモノは観察困難。

図1　CTとMRIの画像の違い

（鈴木　賢昭）

第3章　X線CT検査
放射線感受性の高い子ども

Q 子どもは放射線感受性が高いと聞きます。主治医からレントゲン検査を言われた場合，断ってもいいのでしょうか？

　子どもさんに対する放射線検査が不安とのことですが，具体的に何が心配でしょうか？「子どもの放射線感受性は高い。少しでも被ばくは悪い。発がんする。遺伝子に影響が出る。」このような情報がマスコミ等で言われておりますが，具体的に「少し」とはどれくらいか，どれだけ発がんの可能性があるのか，具体的な情報は説明されていません。

1) がんにならないか不安

　診断に用いる放射線によって小児の発がんが増えた事例は確認されていません。必要な検査は心配しないで受けてください。

2) 病気で何度も撮影したので正常に成長できるか不安

　放射線診断で問題にしているのは主に発がんです。お子さんの成長を阻害するような大量の放射線は，診断では用いませんので心配しなくて大丈夫です。

3) 将来の出産に影響がないか不安

　不妊は，放射線診断に用いる線量に比べて桁違いの線量を被ばくした場合ですので，心配はいりません。遺伝的影響の増加は人類では確認されていないので心配する必要はありませんが，放射線を扱う立場では線量を減らすなどの管理を行っています。

　日本診療放射線技師会では，2000年に「医療被ばくガイドライン－患者さんのための医療被ばく低減目標値－」を設定し，診療放射線技師の職能団体として放射線診療の適正化に心がけています。

　ICRPの勧告やIAEAの基本安全基準などの国際的な指針において，診断参考レベル（diagnostic reference level：DRL）が医療放射線防護において診断分野の最適化のツールとされ，2015年6月に日本国内における

診断参考レベル（DRL）が公表されました。

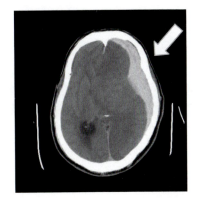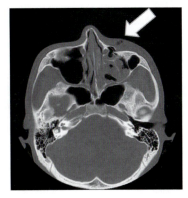

図　頭部CT検査の一例

Tips　小児がんの自然発生率はもともと低く，医療被ばくは目の前にある疾患を治すために必要な検査を行う正当化の判断が重要です。上の写真の右側は，頬の骨の骨折（矢印）で経過観察となりますが，左側の部位（矢印）は，出血が見られ急性硬膜下血腫で緊急の手術が必要です。

　放射線検査を受けたことによる将来の発がんリスクを心配するのではなく，必要な検査を受けることを避けたことによる不利益（損失）が大きい場合もあります。

　子どもの検査で，放射線被ばくに不安がある時は，主治医や診療放射線技師に①何のために必要な検査か，②検査の被ばく線量は，③その被ばく線量による子どもへの影響は，の3点を聞き，十分納得してから検査を受けてください。日本診療放射線技師会では「レントゲン手帳～あなたの安心のために～」の運用を推進していますが，「レントゲン手帳」の代替手段として，放射線検査の被ばく線量記録を要求することも必要です。

（諸澄　邦彦）

コラム 期待される低線量率での線量率効果の解明

　電力中央技術研究所の岩崎ら[1]は，信頼性が高いと判断した発がんに関する低線量率被ばく集団の疫学調査結果から相反する結果が得られたと報告した。それはインドや中国の高自然放射線地域（HBRA：high background radiation area）住民の疫学調査でリスク増加が観察されず，反してテチャ川流域で有意なリスク増加が認められたとする報告である。論文ではHRBAの線量率は最大の群の平均で14.4m Gy/年だが，テチャ川流域では汚染が生じた初期に50 mGy/年を超える被ばくがあり，両者の違いは線量率にあると考えられたと報告している。

■図（重要な低線量率疫学結果の比較）の説明

　疫学調査結果における白血病以外の全がんもしくは固形がんの解析結果。被ばく総線量を横軸とし，被ばくをしていない集団に対する被ばくを受けた集団の相対的なリスク（相対リスク）を縦軸に示す。

　◆はインドのHRBA疫学結果で，各点の誤差棒は95%信頼区間を表す。点線はその直線近似。最も線量が高いグループの平均蓄積線量は628 mGyであるが，発がんリスクの増加は認められない。

　○はテチャ川流域疫学結果で，流域住民の線量は，汚染が生じた放射性物質の放出開始後初期の3～4年以内に大部分が与えられたと推定されているため，全体の傾向に大きな影響を与えている約200 mGy以上の群では，50 mGy/年を超える線量率であったと考えられる。グラフよりリスクの増加が示される。

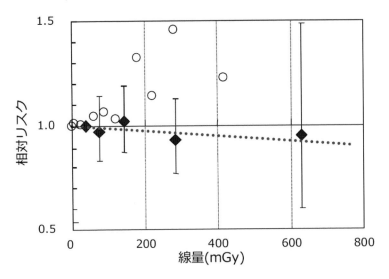

図 重要な低線量率疫学結果の比較

インドHRBA:インド南西端にあるケララ州のカルナガパリ地区では, 海岸の黒い砂に放射性同位元素として主にトリウムを含有するモナザイトが多く含まれている。

テチャ川流域:ロシア南ウラル地方にあるテチャ川流域に, 上流にあるマヤーク核施設から, 1949年～56年にかけて大量の放射性物質がテチャ川に放出された。

1) 岩崎利泰, 大塚健介, 吉田和生:線量率効果に関する疫学結果とその生物学機構仮説の調査. 調査報告:L14009, 平成27年8月電力中央研究所.
http://criepi.denken.or.jp/jp/kenkikaku/report/detail/L14009.html

(藤原 理吉)

コラム　小児期の CT 検査による将来の発がんについて

　近年の報告には小児期の CT 検査による将来のがん発生率の増加に関する報告が見受けられる[1,2]。しかし，がんの発生率増加はごくわずかで（前出 p44 の「リスク推定」参照），その後の環境要因（排ガス，水）の他，生活要因（タバコ，アルコール，熱いもの辛いものの食事嗜好）などにも発がんは影響しているので，それらの交絡因子との区別をするのが難しいのが現状である。

　医療で放射線を用いる際は，医師により医学的専門知識や経験から必要性の判断が行われる。それは，放射線被ばくによるリスク（将来のわずかながん発生率の増加）よりも，現在の病気（容態）を知る方が有益であると判断した際（放射線被ばくによるリスク増加よりも，放射線検査を行う方が便益が多いと判断された場合），または，代替手段がない際に放射線診療が行われることになる。これを放射線診療の「正当化」という。そして，放射線診療が必要と判断された際は，診療目的が果たされる最低線量（放射線量）での検査や治療が行われる。これを放射線量の「最適化」という。

　医療にはインフォームド・コンセント（Informed Consent）という概念があり，医療行為（投薬・手術・検査など）や治験などの内容についてよく説明を受け十分理解した上で（informed），対象者が自らの自由意志に基づいて医療従事者と方針において合意する（consent）ことである（単なる「同意」だけでなく，説明を受けた上で治療を拒否することも含まれる）とされている。

　放射線被ばくによる障害を恐れるあまり，診断や治療の適切な時期を逸すると，大きな不利益が及ぶ可能性がある。患者や家族は「正当化」や「最適化」の内容を十分理解し納得した上で，適切な放射線診療を受けることが望ましい。

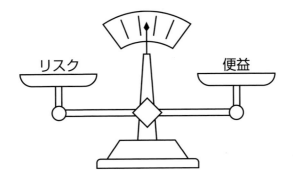

【参考文献】
1) Mark S Pearce, et al：Radiation exposure from CT scans in childhood and subsequent risk of leukaemia and brain tumours: a retrospective cohort study. Thelancet online June 7,2012;DOI:10.1016/S0140-6736（12）60815-0
2) Jone D Mathews epidemiologist, et al：Cancer risk in 680000 people exposed to computed tomography scans in childhood or adolescence: data linkage study of 11 million Australians.BMJ 2013;346:f2360 doi:10.1136/bmj（Published 22 may 2013）

（鈴木　賢昭）

第4章 血管造影・IVR
心臓の血管造影検査

Q 心臓の検査と治療を受けました。いろいろな方向から何回も撮影していましたが，放射線被ばくの影響はないのでしょうか？

A 心臓の治療は大きく2種類に分けられます。1つは心筋梗塞など血管障害に由来する疾患の検査・治療で，心臓カテーテル検査（心カテ）と呼ばれ，治療行為を含むと経皮的冠動脈形成術・経皮経管冠動脈形成術などを総称して，冠動脈インターベンションと呼ばれます。PCI（percutaneous coronary intervention）やPTCA（percutaneous transluminal coronary angioplasty）と略されています。カテーテルの先端についたバルーン（風船）を膨らませて狭窄部位を拡張させ，再狭窄を防止する目的でステントを留置したりします。近年では，慢性完全閉塞病変（CTO：chronic total occlusion）にもPCIが行われています。狭窄の範囲や形状および程度（狭窄率）を正確に評価するために，多方向からの撮影（観察）が必要となります。

一方，頻脈性不整脈の治療を目的としたアブレーション治療（ablation）があります。これは，刺激伝導系に余分な電気信号の発生や伝達路ができてしまうことが原因であるため，特殊なカテーテルを用いて異常な回路を遮断し治療します。異常な部分（回路）の同定を行うために，電極のついたカテーテルを用いて心臓の内側から心電図を計測します。この際にカテーテルの位置確認のために何度もX線透視を用います。

心筋梗塞や不整脈は適切な治療が必要な命に係わる病気です。IVRは外科的手術と比べて侵襲が少なく，術後のQOLも大きく向上することが期待でき，患者さんにとって大きな利益を与える手法です。

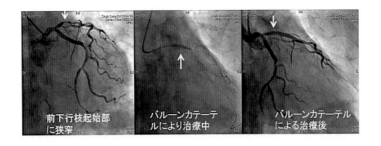

　医療被ばく研究情報ネットワーク（J-RIME）が2015年に発表した,「最新の国内実態調査結果に基づく診断参考レベルの設定」[1]では透視線量率20 mGy/minと設定されています。20 mGy/minよりも低かった装置でも透視時間が長くなる（被ばく線量が多くなる）ことが予想される際は，目的に合わせて線量率を下げるなどの工夫や改善が進んでいます。ただし，入射表面線量で3〜4 Gyを超えると注意を要するとされており，この数値を超えないように努力することや，超えた場合は経過観察など最新の注意を要します[2]。このように，心臓の検査・治療は救命が目的の場合が多く，放射線被ばくのリスクよりも患者さんが享受する便益のほうがはるかに高いのです。

【参考文献】
1) 医療被ばく研究情報ネットワーク：最新の国内実態調査結果に基づく診断参考レベルの設定.
2) 循環器病の診断と治療に関するガイドライン：循環器診療における放射線被ばくに関するガイドライン（2011年改訂版）.

（鈴木　賢昭）

第4章　血管造影・IVR

頭の血管のカテーテル治療

 頭（脳）の治療を受けました。身体（水晶体）への影響は大丈夫でしょうか？

　　頭部（脳）のIVRは血管性病変（脳梗塞・脳出血）への治療および腫瘍への抗がん剤注入などがあります。また，頸動脈の狭窄や解離性動脈瘤，および動脈瘤などにはステントやコイルを用いた手術があります。

　脳梗塞には薬剤を用いた選択的脳血栓・梗塞溶解術が対象となります。動脈瘤に起因する脳出血（クモ膜下出血など）ではコイリングによる止血が施されます。また，狭窄や解離性動脈瘤ではバルーンつきカテーテルとステントを用いた拡張術や内腔確保も行われます。病変部位の同定や性状および形状を正確に把握するために，血管を選択的に何度も造影し撮影が行われます。また治療中はカテーテル位置や状況を確認するために，透視を行います。頭部のIVRで特に被ばくが問題となる臓器は放射線感受性が比較的高いといわれている水晶体が考えられます。水晶体に放射線影響が出るのは，水晶体混濁で500〜2,000 mGy，白内障では2,000〜10,000 mGyです。この数値以下では，放射線影響は出ないとされています。これは，確定的影響といわれるもので，「しきい値」を超えなければ影響はありません。

　頭部IVRで水晶体のしきい値を超える可能性ですが，J-RIME（前出）の診断参考レベルではIVRの線量は透視線量率20 mGy/min以下となっています。よって，水晶体混濁では25〜100分，白内障では100〜500分で到達することになります。通常はこのような長時間のX線透視を行うことはありませんが，塞栓物質を吸引除去する際やコイリングによる止血治療の場合にはX線透視を多用することがあります。しかし，これらの治療の際はカテーテル先端を中心に観察するため，照射野は必要最小

限に小さく設定されます。また，水晶体が照射野に入らない方向（角度）で観察するよう注意が払われます。よって，治療する血管の部位にも左右されますが，水晶体への影響は小さいと考えられます。

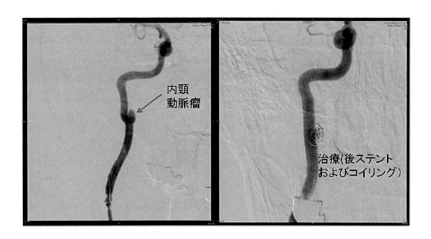

　このような高度な医療を行う施設には専門知識を有する診療放射線技師（放射線管理士*や血管撮影・インターベンション専門診療放射線技師**）が在籍していることが考えられますので，ご心配なときは被ばく線量をお問い合わせください。

【参考文献】
*　公益社団法人日本診療放射線技師会
**一般社団法人日本血管撮影・インターベンション専門診療放射線技師認定機構

（鈴木　賢昭）

第4章 血管造影・IVR
肝臓の検査と治療

 腹部（肝臓）の検査と治療を受けました。身体への影響は大丈夫でしょうか？

 術後の痛みなどはありませんでしょうか。痛みや発熱があるようならただちに医師に相談してください。

　肝臓のIVRでは選択的動脈化学塞栓術やコイルなどの器具を用いる塞栓術の他，抗がん剤を選択的に注入する動注化学療法などがあります。これらの手技は目的の血管へ超選択的にカテーテルを進めるためにX線透視を多用します。しかし，カテーテル操作中および治療中は照射野を必要最小限にして被ばくする範囲をコントロールします。

　被ばく線量は前出の診断参考レベルから2 Gyに達する時間は100分前後と考えられますが，多くの施設では専門の診療放射線技師により出力線量は管理されており，診断参考レベル以下（半分程度）で行われているのが現状です。肝臓へのIVRは一定期間を置いて繰り返し行われる場合がありますが，治療の必要性を理解していただいた上で，なお放射線被ばくに関する不安が残る場合は，主治医または診療放射線技師に相談してください。

　近年は外傷や出産後の止血のためのIVRも積極的に行われています。また，長時間同じ態勢をとることによる深部静脈血栓症や，胎児の成長に伴い，胎児による血管の圧排に起因する妊婦の深部静脈血栓症の血栓除去フィルター装着なども行われます。その際は。母子ともに被ばく管理には細心の注意が払われていますので，安心して受診してください。

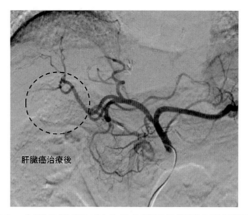

図1 右肝の腫瘍に対する血管塞栓術後の造影画像

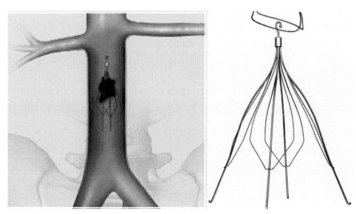

図2 （左）下大静脈に血栓除去フィルターを留置したイメージ図
　　（右）血栓除去フィルター

COOK Medical HP より引用
http://www.cookmedical.co.jp/docs/PI-BJPM-GTULMP-JA-201509_NoUni_M3.pdf

（鈴木　賢昭）

第4章 血管造影・IVR

長時間のステントグラフト手術

Q 解離性動脈瘤のステントグラフト手術の際に、血管造影を行うと主治医より説明を受けました。手術の予定時間が3時間とのことです。3時間も放射線を浴びても大丈夫なのでしょうか？

A 大動脈瘤は治療せずに放置（経過観察の場合もある）すると、破裂など生命に関わる場合があります。胸部では胸部大動脈瘤、腹部では腹部大動脈瘤など、発生部位によって名前が変わります。治療には開胸や開腹による人工血管置換術が行われてきましたが、近年ではカテーテルを用いたステントグラフト内装術（血管内治療）が行われるようになりました。胸部であればTEVAR（thoracic ednovascular aortic repair；胸部大動脈ステント留置術）、腹部であればEVAR（ednovascular aortic repair；ステントグラフト留置術）と呼ばれます。開胸や開腹を行わないため、患者さんの身体的負担が少なく、高齢者や基礎疾患などで開胸または開腹手術による人工血管置換術が困難な場合でも可能になりました。

大動脈からは多くの臓器を養うために重要な血管が分岐しています。それらの重要な血管をステントグラフトで傷つけたり塞いでしまわないように、手技は慎重に進められます。動脈瘤の確認はもとより、分岐血管との位置確認など、さまざまな場面で血管造影やX線透視を用います。しかし、重要な血管造影を行っている時間は短く、大半がカテーテルの位置確認のためのX線透視であり、放射線量は必要最小限度に少なく設定して手術が進められます。症例により大きく左右されますが、手技に要する時間はEVARで2〜3時間程度です。麻酔や準備などを含めての時間なので、実際の手技は上記より30分程度短くなります。また、TEVARでは4〜6時間程度を要しますが、ほとんどが血管のバイパスに要する時間のため、その間はX線透視を使用しておりません。

TEVARやEVARを行う装置には放射線量を低減するさまざまな機能

が装備されているため,実際にはDRLの半分以下の透視線量率で手技が行われています。

したがって,放射線被ばくでの影響(確定的影響)を心配される必要はありません。

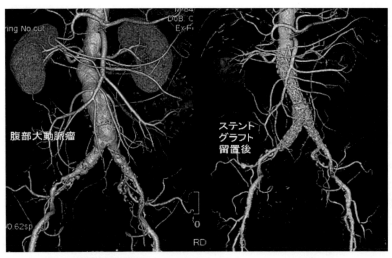

図　腹部大動脈瘤に対してステントグラフトを留置した造影CT画像(CTアンギオ)

(鈴木　賢昭)

コラム 低線量（率）でない医療被ばく

■低線量（率）の定義

　わが国では LNT モデル（前出参照）より，低線量での放射線被ばくによる健康への影響は生じない，または非常に小さいとされている。他の交絡因子に埋もれてしまうため，科学的に解明できていないのが現状である。ただ，近年の研究では線量率が健康に影響を及ぼすとの報告も散見される。低線量とは 100 mGy 以下[1] 低線量率は 100 mGy/hr（1.7 mGy/min）[2]，0.06 mGy/min（数日または数週間の平均）[3] とされている。医療で用いる放射線検査や治療には特殊な頭部 CT や IVR など上記の定義を超える線量（率）を用いる検査・治療（以下，検査）がある。では，これらの検査でのリスクをどのように考えればよいのだろうか。

■放射線被ばくを伴う行為の正当化と線量の最適化

　ICRP は 1977 年勧告で放射線被ばくを伴う「行為の正当化」と「防護の最適化」そして「線量限度」を提案し，この原則はその後の勧告でも基本原則とされている。2007 年勧告（ICRP Publication103）では，医師の経験，専門的判断，良識を尊重しつつ，できるだけ定量的な意思決定支援の技術を適用すべきとし，医療放射線利用の正当化として，3 つのレベル別に定義している。その中のレベル 3 では，個別の患者に特定の医療行為を適用することの正当化と定義し，当該患者に損害よりも便益を多く与えると医師が判断することが必要である。通常，すでに一般的に正当化されている簡単な診断方法を適用する際には追加の正当化は不要であるが，複雑な診断や高線量の検査においては個別の正当化が特に重要であり，利用可能なあらゆる情報（代替手法の詳細，個別患者の特徴，予想被ばく線量，検査履歴など）を考慮すべきである，としている[4]。

■正当化の具体例

　IVRの心臓カテーテル検査（治療）を例に考えると，わが国の診断参考レベル[5]では透視線量率20 mGy/minとされている。前記の1.7 mGy/minの約12倍の線量率である。例えば，心臓カテーテル検査は主に心筋梗塞の検査を目的に施行される。心筋梗塞は発症すると生命維持に大きく関わる疾患にほかならない。疾患の疑いのある患者に対し発症前あるいは発症直後に適切な診断を行い治療することで，生命維持およびQOLに大きな差が生じる。つまり，放置すると生命維持が困難になる可能性が大きい状態であり，放射線被ばくによる健康影響へのリスクよりも患者の便益が高いとの判断（正当化）である。ただし，正当化された際は目的を果たすために必要最小限の放射線量を用いて実施すること（防護の最適化）も重要となる。

■放射線を利用した検査・治療を受ける場合

　放射線利用の検査・治療は種類や目的によって放射線量はさまざまである。これらを患者の立場から知ることは困難だが，目的や必要性を医師に確認し，予想される放射線量を医師または診療放射線技師に問い合わせ，納得した上で検査を受けられることが望ましい。

【参考文献】

1）UNSCEAR 2006年報告.
2）ICRP 1990年勧告.
3）UNSCEAR 2000年報告.
4）ICRP Publication 105（日本語版），医療における放射線防護 http://www.ICRP. org/docs/p105_Japanese.pdf　（2017年9月10日確認）.
5）最新の国内実態調査結果に基づく 診断参考レベルの設定 平成27年6月7日.

（鈴木　賢昭）

コラム 医療被ばくにおける線量限度

　一般公衆（日本国民）の被ばく線量限度は 1 mSv/ 年，放射線業務（診療）に従事する者の被ばく線量限度は 5 年で 100 mSv（年平均 20 mSv），年間最大で 50 mSv など，線量限度が設定されている。これらは，国民や放射線業務従事者を放射線被ばくから守るために，法律で設定されている。しかし，医療被ばく（患者および患者の介助者）には線量限度が設定されていない。それは，大きく分けて 2 つの理由からである。1 つは，不測の事故である原発事故などのようにコントロールできない被ばくではなく，医療被ばくはコントロールされた被ばくであるという理由からである。2 つ目の理由は，検査や治療を行うための被ばくであり，放射線利用の正当化（便益がリスクを上回ると医師による専門的な知見より判断されている）が図られている。そして，放射線量の最適化（検査・治療を行うために必要最低限の放射線量で実施されている）が行われているという判断からにほかならない。

　本項で触れている，IVR を例に解説する。急性心筋梗塞で重篤な状態の場合は，心臓エコーや心電図および心臓カテーテル検査で血流の梗塞部位や心筋の状態を観察し適応判断がなされた上で，緊急で冠動脈インターベンション手術が行われる。本項で解説済みの PCI や PTCA は非常に複雑で繊細な手技のため，長時間を要することも少なくない。仮に線量限度が定められていたとすれば，被ばく線量が線量限度に達した時点で手術を中止せざるを得なくなる。解離性動脈瘤の破裂なども同じである。TEVAR や EVAR（前述）の途中でも，線量限度に達すると手術を中止する必要が生じる。そのような事態が起これば，患者の生命に支障をきたすことになる。

　肝臓の IVR では肝動脈塞栓療法（transcatheter arterial embolization : TAE）により，がん細胞の栄養血管を塞栓し，血流を断つことにより兵糧攻めの状態を作り，がん組織を死滅させる治療が行われる。この場合も，線量限度に達したとの理由で，治療が中断されれば，その患者の 5 年生

存率が大幅に低下することは容易に想像できる。

　このように，医療では放射線被ばくによるリスク以上に，患者が享受できる利益の方が大きいことが多々生じる。また，放射線利用検査により病気の早期発見や早期治療に大きく貢献することが期待できるため，リスクが便益を上回ると判断されることが多々ある。このような理由から，医療被ばくには放射線被ばくの線量限度が設定されていない。

　放射線被ばくによるリスクが心配な際は，医師または診療放射線技師に相談いただきたい。

（鈴木　賢昭）

第5章 マンモグラフィ
マンモグラフィと超音波検査の違い

Q 乳房検査には，マンモグラフィ検査と超音波検査があると聞きました。マンモグラフィと超音波検査では何がどう違うのですか？

A マンモグラフィは，X線を用いて撮影用の板を入れた台とプラスチック板に乳房を挟んで撮影する検査になります（図1）。超音波検査は，超音波をあてて，その反射波を画像にする検査です（図2）[1]。

早期の乳がんは石灰化を伴うことがあります。この石灰化はマンモグラフィ検査を行うと見つけやすい特長があります。それに対して，超音波検査は石灰化を見つけることは苦手ですが，しこり（腫瘤性病変）を見つけることに優れています[1]。

Tips

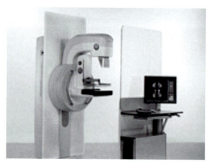

図1　マンモグラフィ装置の一例
　　　（出典：栗原レントゲン株式会社ホームページ[2]）

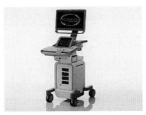

図2 超音波装置の一例（出典：栗原レントゲン株式会社ホームページ[2]）

表1 マンモグラフィ検査と超音波検査の特徴[3]

	マンモグラフィ検査	超音波検査
得意	早期のがん，非浸潤性のがん，石灰化，脂肪が多い乳腺組織内のしこり	乳腺組織が豊富な中にあるしこり（マンモグラフィ検査よりも早期に検出可能）
不得意	乳腺組織が豊富な中にあるしこり	石灰化や脂肪内の小さなしこりなど

【参考文献】
1) 公益社団法人日本診療放射線技師会：放射線検査説明・相談推進委員会報告書（検査説明・FAQ・ガイドライン）．28-31, 2013.
2) 福田護・編：ピンクリボンと乳がん．まなびBOOK．43-47, 社会保険出版社, 2015.
3) 栗原レントゲン株式会社取扱製品　http://www.k-rad.jp/products, (アクセス日：2017年7月27日)

（五十嵐　博）

第5章　マンモグラフィ
授乳中のマンモグラフィと母乳

Q 現在赤ちゃんがおり，授乳をしています。授乳中に撮影はできますか？　できる場合，放射線は母乳に残りますか？

A 授乳中は乳腺が発達していて，病変を見つけることが困難なので，原則検査はしません。しかし，必要な場合は撮影することがあります。X線は乳房を透り抜けていくので，乳房や母乳の中に放射線が残ることはありません[1]。

Tips マンモグラフィ検査では，授乳の制限はありませんが，一部の検査では授乳の制限があります。

　放射線検査のうち，核医学検査（シンチ，SPECTなど），PET検査は微量の放射線同位元素を体内に投与します。また，CT，血管撮影，MRI検査などでも，病変や目的臓器を明瞭に描出するために造影剤を使用する場合があります。これらの薬剤，造影剤は体内に成分が一定期間残存することになり，投与を受けた母親の母乳にも一定期間含まれることになります。次に示す検査以外では検査後に授乳を控える必要はありません[2]。

■核医学検査：

使用する放射性同位元素の種類と授乳を控える期間

^{131}I, ^{67}Ga, ^{201}Tl	3週間
^{99m}Tc	1週間

＊核医学検査を受けるときには，使用する放射性医薬品の種類を担当の医師，診療放射線技師に確認してください。

■ PET 検査

^{18}F-FDG	24 時間

■ ヨード造影剤

投与後	2 〜 3 日間

■ MRI 造影剤

投与後	24 時間

【参考文献】

1) 公益社団法人日本診療放射線技師会：放射線検査説明・相談推進委員会報告書（検査説明・FAQ・ガイドライン）. 28-31, 2013.

2) 日本放射線公衆安全学会・編：イラストでみる「放射線って大丈夫？」患者さん・妊婦さんの疑問にどう答えるか. 32-33, 文光堂 2011.

（五十嵐　博）

第 5 章　マンモグラフィ
妊娠中のマンモグラフィ検査

Q 現在，妊娠をしていますが，検査をしてもよいですか？

A 妊娠期間中でおなかの赤ちゃんが放射線の影響を受けやすい時期は，妊娠初期の頃で受精から 8 週間くらいまでの期間です。この時期は比較的放射線に対して感受性が高く，影響を受けやすいので注意をする必要があります。ただし，マンモグラフィ検査の場合，検査部位が下腹部以外になりますので検査を受けても心配ありません。ICRP は妊娠初期の放射線被ばくにより影響が発生する可能性がある最低線量（しきい線量）をその被ばく時期に応じて表のように報告しています。

表　ICRP によるしきい線量の報告 [1]

流産（受精〜 15 日）	100 mGy
形態異常（受精後 2 〜 8 週）	100 mGy
精神遅滞（受精後 8 〜 15 週）	300 mGy

　この線量を超えて被ばくすると必ず影響が発生するということではなく，100 mGy 程度では数％の割合で起こる可能性がある線量であることに注意してください。
　マンモグラフィ検査をはじめとする通常の放射線検査ではしきい線量を超えるような線量を受けることはないので，妊娠中絶の必要はありません[2]。

Tips 乳がんの原因ははっきりと解明されていませんが，発生と進行の原因に，女性ホルモンのエストロゲンの影響があると考えられています。

　食生活の欧米化等の変化で日本女性の体格がよくなり，「初潮が早く，閉経が遅い」という方が増え，エストロゲンが多量に分泌される期間が長くなったのも一因です。また，女性の社会進出により，出産回数が減少し，出産経験のない方も増えています。妊娠中のプロゲステロンの増加や，授乳中のエストロゲンの低下が，乳がんのリスク低下につながると考えられています。

　食生活や生活習慣の乳がん発生リスクとの関係には，さまざまな関連が報告されていますが，基本はバランスの良い食生活と十分な睡眠，適度な運動と言えるでしょう。動物性脂肪の摂取など，以前は危険因子とされていたものが，最近の研究によって，乳がん発生リスクを高めるとは結論付けられないとされるようになった例もあります[3]。

【参考文献】

1) 日本アイソトープ協会：国際放射線防護委員会の 2007 年勧告，丸善，2009.
2) 日本放射線公衆安全学会・編：イラストでみる「放射線って大丈夫？」患者さん・妊婦さんの疑問にどう答えるか. 26-27，文光堂 2011.
3) 福田護・編：ピンクリボンと乳がん. まなび BOOK. 20-21，社会保険出版社 2015.

（五十嵐　博）

第5章 マンモグラフィ

マンモグラフィとがん

Q 検診で初めてマンモグラフィを受ける予定です。知り合いに聞いたところ，マンモグラフィを受けるとがんになるから私は受けないと言っていました。マンモグラフィを受けるとがんになりますか？

A マンモグラフィをはじめとする診断に用いる X 線は，身体に影響が出ないレベルになります。さらに，使用する放射線の量もなるべく低くなるように検査をしています[1]。このため，これまでに，マンモグラフィ検査による被ばくでがんが増えたという事実は確認されておりません。

マンモグラフィをはじめとする放射線検査は病気の早期発見，治療効果の判定などで行います。検査により受ける放射線の身体的影響については，多くの研究機関・関連学会が研究報告を行っています。医療現場ではこれらの研究結果を踏まえ，放射線検査により得られるメリットとリスクを計ったうえで，メリットが大きいと判断された場合に放射線検査を行う判断をしています。診断の必要に応じて適切な放射線検査を行っていますので安心して検査を受けてください。非侵襲的に短時間で行える放射線検査は有用であるといえます。

放射線の影響は確定的影響と確率的影響に分類されます。詳細は巻末の「用語解説」をご覧ください。

Tips 乳がん検診を受ける場合，人によって違いがあるものの，精神的あるいは身体的，経済的負担を伴います。しかし，乳がん検診を最大の利益は，早期発見と早期治療で命が助かる確率が高まることです。そのためには，医師や看護師，診療放射線技師から十分な説明を受け，乳がん検診の利益だけでなく不利益もあわせて知っておく必要があります[2]。

■利益
・早期発見，早期治療で命が助かる
・早期発見により，治療費や治療の負担を抑えられる可能性がある
・早期発見により，切除部分を少なくし乳房の温存できる可能性が高まる
・リンパ節切除も少なく抑えられれば，術後の QOL が向上する
・「異常なし」の判定により「がんではない」ことで安心できる

■不利益
・検診でがんが 100 % 発見できるわけではない
・「がん」かもしれない不安に襲われる
・精密検査の結果「がん」出なかった場合（偽陽性）でも精神的苦痛がある
・検診や治療のために医療費が発生する
・痛みを伴う検査を受ける
・検診のために時間がとられる

【参考文献】
1) 公益社団法人日本診療放射線技師会：放射線検査説明・相談推進委員会報告書（検査説明・FAQ・ガイドライン）. 28-31, 2013.
2) 福田護・編：ピンクリボンと乳がん. まなび BOOK. 36-37, 社会保険出版社 2015.

（五十嵐　博）

第5章 マンモグラフィ
乳がん検診の必要性

Q 特に気になる症状はありませんが，乳がん検診を受ける必要がありますか？

A がん検診は症状がない方が受けるものです。症状がある場合は保険診療の対象となります。乳がん検診も同様で，自己検診等で気になるところがあれば医療機関の受診をする必要があります。自己検診等で気になるところがなければ，乳がん検診を受けることになります。

乳がんは早期で発見すれば90％以上が治りますが，早期の乳がんは自覚症状がなく，触ってもわからないので，マンモグラフィ等の画像診断でないと見つからないことが多いです。このため，自覚症状がないうちに定期的に検診を受けることが重要になります[1]。

健康診断に用いられる放射線診断が正当化されるのは，被ばくに伴うリスク等に比べて患者個人のベネフィットが明らかに大きい場合であり，これを「正当化の判断（適用の判断）」といいます。併せて，正当化された放射線診断は，診療上の要件を満足すること（診断に必要な画像を提供）を前提に，できるだけ線量を低減するための方策として，撮影枚数や照射野の制限などの「防護の最適化」を図り検査を実施しています。

Tips 乳がん検診の目的は，単に乳がんを発見することではなく，「乳がん死亡率を減少させること」にあります。

早期発見，早期治療ができれば，生命が守られるだけではなく，乳房や腋下リンパ節を残すことができたり，化学療法を行わないで済んだりする可能性が高くなります。また，治療期間の短縮や治療費の軽減，治療後の社会復帰が早くなるなど多くのメリットがあります。

自覚症状がなく視触診でもわからない早期乳がんの発見方法には，マン

モグラフィ検査や超音波検査による画像診断が有効です。欧米の無作為比較試験によると，マンモ検診は乳がんの死亡率を 15 ～ 23 ％減少させるという報告もあります。

　それにもかかわらず，日本は国際的に見て乳がん検診の受診率が低く，受診率向上が大きな課題となっています[1]。

表　早期発見のメリット（しこり 2cm 以下の場合）

生命が守られる（10 年生存率　90 ％以上）
乳房温存，傷も目立ちにくい
手術が容易，身体への負担が少ない
リンパ節切除が不要なことが多い
ホルモン療法が不要になることもある
化学療法（抗がん剤）が不要なことが多い
治療期間が短い，費用が少ない
社会復帰が早い

【参考文献】

1）福田護・編：ピンクリボンと乳がん．まなび BOOK．26-27，社会保険出版社 2015.

（五十嵐　博）

第5章 マンモグラフィ
40歳代のマンモグラフィ検査

Q 居住する自治体からマンモグラフィ検査の通知が届きました。40歳代ですが，乳がん検診を受ける必要がありますか？

・・・・・・・・・・・・・・・・・・・・・・・・・・・・・・・・・・・・・・

A 40歳代でも乳がん検診を受診する必要があります。定期的に検査を受ける場合も，期間が空くことで体の中では放射線の影響に対する修復効果が期待できるため，毎回の線量を加算して影響を心配する必要はありません。マンモグラフィ検査における乳房の被ばく線量は2 mGyであり，病期の早期発見，早期治療を行う上で，放射線検査は必要といえます[1]。

・・・・・・・・・・・・・・・・・・・・・・・・・・・・・・・・・・・・・・

Tips 乳がん検診には，「対策型」と「任意型」の2つの検診があり，いずれの場合も無症状の方が対象となります。実際に検診を受けるルートとしては，「住民検診」，「職域検診」，「個人検診（人間ドックなど）」に分けることができます。この中で「住民検診」が「対策型」にあたります。対策型検診には社会的な医療資本が使用されるので，それに見合う救命効果や費用対効果が求められます。それぞれのメリットや内容をよく理解して，ご自身に合った方法で乳がん検診を受診してください[2]。

■住民検診：低価格で誰でも手軽に受けられる
・どんな検診か？
　市区町村が40歳以上の住民を対象に行っている検診です。市区町村によっては，受診できる期間や人数などに制限がある場合があり，確認が必要です。

・どんな検査か？

　ほとんどの市区町村が視触診とマンモグラフィによる検診を 2 年に 1 回受診できるように実施しています。

・どんな施設か？

　市区町村が指定する施設，検診車

・費用は？

　市区町村が一部を補助してくれるため低価格です（0 円〜 3,000 円前後）。

・検診の情報はどうやって知るの？

　市区町村によっては，対象者に直接郵便などでの案内や広報誌に掲載しています。お住いの市区町村の窓口やホームページで確認してみてもよいでしょう。

・乳がん検診と一緒に他の検診も受けられるの？

　市区町村では，血液検査や各種がん検診を対象年齢に応じて実施しています。しかし，検診施設や期間が異なることも多く，乳がん検診と一緒に受けることは難しいようです。自治体によっては，子宮がん検診等と一緒に実施していることもありますので，確認してみてください。

【参考文献】

1）日本放射線公衆安全学会・編：イラストでみる「放射線って大丈夫？」患者さん・妊婦さんの疑問にどう答えるか．24-25，文光堂 2011．
2）福田護・編：ピンクリボンと乳がん．まなび BOOK．社会保険出版社 32-33，2015．

（五十嵐　博）

コラム 乳がん検診と年齢

　40歳代でもマンモグラフィが必要であると日本乳癌検診学会がホームページに掲載しているので、その抜粋を示す[1]。

　2009年11月、米国予防医学専門委員会は、それまで「40歳以上の女性に対して、マンモグラフィを用いた乳がん検診の1～2年に1回の受診を推奨する」としていた推奨（グレードB）を、「40歳代の女性に対しては、マンモグラフィを用いた定期的な乳がん検診を行うことを推奨しない」という推奨（グレードC）を発表した。推奨グレードがBからCに変更された理由として、マンモグラフィ検診による利益は40歳代の女性に対しても認められるものの、不利益が存在し、利益と不利益を比べた場合に50歳代以上の女性と比較して、40歳代では利益が不利益を上回る度合いが小さいことが挙げられている。

　この専門委員会の勧告に対し、米国対がん協会は、40歳代に対しても引続きマンモグラフィによる乳がん検診を行うとして、専門委員会の勧告に反対する意見を表明している。一方、米国立がん研究所は中立的立場をとっている。

　その後、この勧告に関して米国議会で公聴会が開催され、セベリウス保健福祉長官は「米国予防医学専門委員会は政府の外部独立委員会であり、今回新たな推奨を示したものの、政府の政策を決定する機関ではなく、米国政府のマンモグラフィ検診を保険でカバーするかどうかの判断を変更しない」と発表した。

　年齢別に乳がん罹患率を比較すると、米国では40～50歳代に比べて60歳以上の女性で高くなるのに対して、日本では40～50歳代の女性の方が60歳以上よりも高いことから、今回の米国専門委員会の勧告は日本に対して、より大きな影響を及ぼすものと考えられる。

　このことに関する米国政府機関等の専門家との意見交換の結果を踏まえて、日本乳癌検診学会の見解を以下に示す。

1. 米国予防医学専門委員会の今回の改訂は，科学的根拠に基づいた概ね適切なものであるが，アメリカのデータに基づいた判断であり，日本にそのまま適用することはできない。

2. わが国の推奨はわが国のデータに基づいて改訂すべきであるが，不利益に関するわが国独自のデータが不足しており，早急にこれを収集する必要がある。

3. 死亡減少効果についても，①検診を実際に受けた人と受けなかった人の比較ではなく，評価研究において検診群に割りつけられた人と対照群に割りつけられた人の比較なので死亡減少効果を過小評価している点，②観察年数調整をしていないので観察年数の短い40歳代の死亡減少効果を過小評価している可能性がある点について，検討を加える必要がある。

4. わが国における科学的根拠に基づいた推奨度の改訂を行うまでは，当面現行の推奨を継続することが妥当である。

【参考文献】

1) 日本乳癌検診学会：米国予防医学専門委員会による乳がん検診推奨に対する日本乳癌検診学会の見解（アクセス日：2017年7月12日）.
http://www.jabcs.jp/pages/uspfts.html ,

（五十嵐　博）

第6章　歯科領域

パノラマの後のデンタル撮影

Q 上の奥歯が痛く，歯科医院を受診したところ，歯列全体を写すパノラマ撮影の後に歯を部分的に撮影するデンタル撮影をしましたが，必要あるのでしょうか？

A パノラマ撮影（パノラマX線撮影）では，歯を含んだあごの骨全体にわたって観察できますが，その画像形成の原理（断層撮影の原理を利用）からデンタル撮影ほど鮮明ではありません。原因歯の詳細な状況を知るためには，より鮮明に写るデンタル撮影（口内法X線撮影）も必要となります。

Tips パノラマX線画像（図1）では，痛みの原因が歯以外の組織にあるか否かの判断や，原因歯がどの辺にあって，周囲とどのような関係にあるのか，またその周囲がどのような状態になっているのかが把握できます。デンタル画像（図2）では，パノラマX線画像より鮮明に原因歯の状況を把握できます。パノラマX線撮影のみで診断，治療計画が立つようであれば，口内法X線撮影を実施しない場合もあります。また，硬組織（歯やあごの骨）以外の軟組織に原因が考えられる場合には，CTやMRIのような検査で，より詳細に調べる場合もあります。

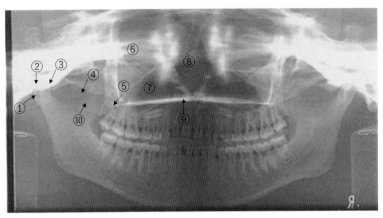

図1 パノラマX線画像
①下顎頭　②下顎窩　③関節結節　④頬骨弓
⑤頬骨突起（上顎骨）　⑥眼窩　⑦上顎洞
⑧鼻腔　⑨硬口蓋　⑩筋突起

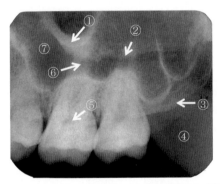

図2 口内法X線画像（上顎左側臼歯部）
①頬骨突起（上顎骨）②頬骨弓　③上顎結節　④筋突起
⑤歯髄腔　⑥歯根　⑦上顎洞

画像提供：鶴見大学歯学部附属病院画像検査部

（木村　由美）

第6章 歯科領域

デンタル撮影を何枚も撮る

Q 歯周病（いわゆる歯槽膿漏）の治療希望のため，歯科医院を受診したところ，パノラマ撮影ではなく，何枚もデンタル撮影をしましたが，身体への影響はないのでしょうか？

A パノラマ撮影（89ページ図1パノラマX線画像）はその画像形成の原理から，デンタル撮影（図1口内法X線画像）ほど鮮明ではありません。そのため，実際に歯周病の検査では，歯を支えている歯槽骨の吸収度合を観察するため，口内法X線撮影が必要になってくる場合があります。口内法X線撮影のみで済む場合には，パノラマX線撮影は行いません。どちらにしろ，放射線被ばくによる影響の発生はほとんどないと考えられます。

Tips 歯周病は歯の周囲の歯を支える歯肉（いわゆる歯ぐき）や歯槽骨（歯を支える骨）を壊していく病気です。歯周病の原因は細菌の固まりであるプラークであり，このプラークが歯に付着して，菌が増殖し，歯肉や歯槽骨を攻撃します。最初は歯肉のみの攻撃ですが，放置しておくと，さらに歯槽骨へ及び，骨が溶けて（吸収して），高さが低くなり，歯の支えが少なくなります[1]。口内法X線撮影で歯頸部から歯根部までを撮影するには，二等分法（等長法）（図2）と平行法（図3）があり，適した撮影方法でないと歯槽骨の吸収度合を見誤ってしまう場合があります（図4）。

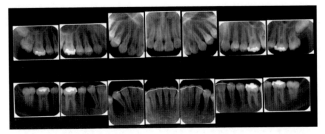

図1　口内法X線画像（二等分法（等長法）・14枚法）

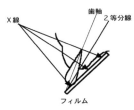

図2　二等分法（等長法）の模式図
実際の歯の長さと同等の長さに描出されるが，実際とは異なり歪んで描出される

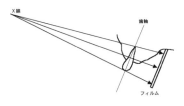

図3　平行法の模式図
多少の拡大はあるが歪みが少ない

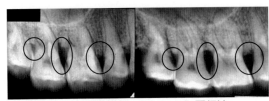

二等分法（A 等長法）　　　B 平行法

図4　同一患者の画像（右側上顎臼歯部）

歯/歯槽骨に対する角度が異なると吸収状態が異なって見える

【参考文献】
1) 著編者：鴨井久一監修．沼辺幸博著：オーラルチャート　絵で見る歯医者さん．クインテッセンス出版．2004．
　　画像提供：鶴見大学歯学部附属病院画像検査部

（木村　由美）

第6章　歯科領域
歯科の撮影での発がんの可能性

Q 歯科医院で，パノラマ撮影とデンタル撮影しましたが，X線被ばくによって，がんになる可能性はないのでしょうか？

A 撮影目的によって，どの撮影法を選択するかは変わってきます。必要がある場合は，パノラマ撮影（p.87 図1　パノラマX線画像）とデンタル撮影（p.87 図2　口内法X線写真）の両方を撮影する場合があります。どの撮影法を選択するかについては「正当化」を前提として選択されますし，撮影時に使用する線量は「最適化」していますので，不安になることはありません。

Tips　正当化：放射線診断により疾患を見つけるという利益とそれに伴う放射線被ばくの不利益を考え，検査を指示する医師の責任のもと，必要があると判断された場合に検査を実施します。
最適化：放射線診断において，画像情報の質を担保し，検査を受ける人の線量をできるだけ少なくしなければなりません。そのために，放射線診療用装置の管理，再撮影の防止，照射時間の短縮，照射野の絞りなどを放射線診療従事者は常に実践しています。

表1　パノラマX線撮影におけるDWP（線量・幅積）ならびにDAP（線量・面積積）[1]

DWP（mGy mm）	DAP（mGy mm^2）
51.8※	68.2※

※ 1719装置の平均値

表2 口内法 X 線撮影における PED（患者入射線量）[2]

撮影部位	PED（mGy）[*]	
	成人[**]	小児[***]
上顎前歯部	1.3	0.9
上顎犬歯部	1.6	1.0
上顎小臼歯部	1.7	1.1
上顎大臼歯部	2.3	1.3
下顎前歯部	1.1	0.7
下顎犬歯部	1.1	0.9
下顎小臼歯部	1.2	0.9
下顎大臼歯部	1.8	1.1

※ PED（患者入射線量）は患者の背面散乱を含まないコーン先端自由空中空気カーマ
※※標準的な体格の成人患者　　※※※ 10 歳小児患者

【参考文献】
1）日本歯科放射線学会放射線防護委員会・編：新版　歯科診療における放射線の管理と防護　第 2 版．医歯薬出版，2015．
2）最新の国内実態調査結果に基づく診断参考レベルの設定．（平成 27 年 6 月 7 日）http://www.radher.jp/J-RIME/

（木村　由美）

第6章　歯科領域
パノラマ撮影とプロテクタ

Q パノラマ撮影でプロテクタを着ませんでした，必要ないのでしょうか？　身体への影響はないのでしょうか？

A パノラマ撮影（パノラマX線撮影）において，X線は細い隙間（スリット）で絞られて出てきます。そのスリット状のX線は他の部分に当たることがないため，影響も無視できるレベルにありますので，必要ありません。プロテクタ（防護エプロン）をつけることによって，画像に影響が出る場合があります。

Tips パノラマX線撮影は，下から5〜10度角度でスリット状のX線を患者の後方から入射させ，患者の周りを回転させて画像が得られます（図1，図2）。スリット状のX線を使用することから，防護エプロンを使用しても線量低減効果はほとんどありません[1)〜3)]。また，防護エプロンの装着方法や患者の体格によっては，防護エプロンの像が下顎前歯部に重複するアーチファクトにより（図3），下顎前歯部の観察が不完全な場合もあります。しかし，患者の心理面への配慮から使用する場合もありますが，その際にはアーチファクトが生じないよう十分に注意することが必要です。

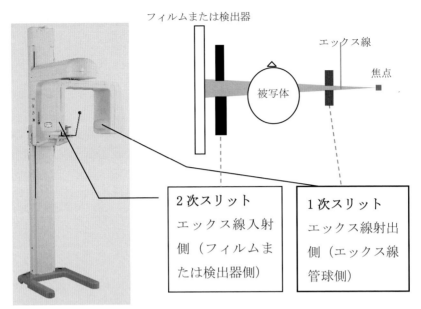

図1　パノラマX線撮影装置　　図2　スリット（上方からみた図）

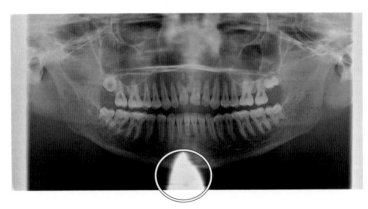

図3　防護エプロンによるアーチファクト
◎画像提供：鶴見大学歯学部附属病院画像検査部

（木村　由美）

第6章 歯科領域
デンタル撮影とプロテクタ

Q デンタル撮影でプロテクタを着ませんでした，必要ないのでしょうか？ 身体への影響はないのでしょうか？

A X線撮影では，どんなX線装置で撮影しても，目的以外の部位にX線が当たらないように照射野を絞っています。デンタル撮影（口内法X線撮影）では，X線が出る部分が直径6 cm以下の筒でなければならないことになっています。そのことから直径6 cmの円以外の部分にはX線は当たりませんので，影響も極めて少ないと考えられます。防護エプロンを使用するのは，散乱線を目的部位以外に当てないという目的がありますが，散乱線の量はきわめて少ないので，それによる身体への影響を心配する必要はありません。

Tips 防護エプロンの装着は，患者の被ばく線量を低減するためというより，患者の心理面への配慮のためと考えられます。口内法X線撮影のうち，体幹部に直接向かって撮影する上顎の咬合法撮影などでは，放射線感受性の高い臓器が被ばくする可能性があります。この場合，照射野は限定されていますが，防護エプロンをする意義はあると考えます[1)～3)]。

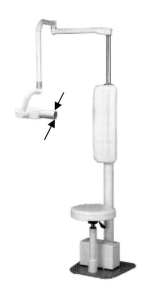

＜医療法施行規則＞

◆<u>管電圧 70 kV 以下の装置</u>；
焦点皮膚間距離は 15 cm 以上，
付加フィルター 1.5 mmAl 等量以上

◆<u>管電圧 70 kV を超える装置</u>；
焦点皮膚間距離は 20 cm 以上
付加フィルター 2.5 mmAl 等量以上

◇コーン先端部の直径は 6 cm 以下
（図中、矢印で挟まれた長さ）

図　口内法 X 線撮影装置の例
（画像提供：鶴見大学歯学部附属病院画像検査部）

【参考文献】

1) 日本歯科放射線学会防護委員会：歯科 X 線撮影における防護エプロン使用についての指針．2015.
2) 著編者：日本歯科放射線学会放射線防護委員会訳　委員長・佐々木武仁：一次歯科医療に対する放射線医学基準に関するガイドライン　王立放射線科医協会及び国立放射線防護長報告－その 2 －．歯科放射線．37（1），58-73, 1997.
3) RADIATION PROTECTION, European guidelines on radiation protection in dental radiology, Issue N° 136, 2004.
日本歯科放射線学会・編訳：日本語版「放射線防護 136-- 歯科 X 線検査の放射線防護に関するヨーロッパのガイドライン；歯科診療における安全な X 線の利用のために」．2005.

（木村　由美）

第6章 歯科領域
経過観察での繰り返し撮影

Q 子どもがむし歯の経過観察のために，繰り返し撮影をしていますが，身体への影響はないのでしょうか？

A ある病気の経過を観察するということは，その患部の予後がどうなっているのか，再発はしていないかなど絶えず注意して観察する必要があります。経過観察のための撮影において，放射線被ばくによる影響の発生は極めて少ないので安心してください。

Tips 歯科医療において，診断，治療計画，治療経過と病変の進展の監視を行うため，正当化と最適化を行った上でＸ線撮影は必要となります。

■う蝕（いわゆるむし歯）でＸ線撮影が実施される例 [1]〜[3]
・目に見えない（う窩の形成がない）初期う蝕（臼歯部咬翼法）
再評価の時期；高リスク；6か月後，中リスク；12か月後，低リスク乳歯列；12〜18か月後，低リスク永久歯列；24か月後，継続的に低リスクであれば，より長い間隔が適当。
・金属の修復物の下に発生する二次う蝕
・歯と歯の間に発生する隣接面う蝕
・進行したう蝕の歯髄腔との関係
・進行したう蝕の根尖病変の有無
・う蝕治療のための歯内療法（歯の神経の治療）
　＜術　　前＞歯髄・歯髄腔，根尖部の形態の確認
　　　　　　　根管長の測定（2方向以上の画像が必要）
　＜根管充填前＞ガッタパーチャーポイント（根管内に挿入するスティック状の薬）挿入時の確認

＜術　　　後＞根管充填の質の評価，根尖部の状況の確認
＜再　評　価＞特に症状のない小さな根尖部病変の場合は1年後
　　　　　　　症状が出た場合はその都度

表　口内法 X 線撮影の適応疾患

	隣接面う蝕	歯周疾患	根尖病変
等長法（二等分法）	△	△	○
平行法	○	○	○
咬翼法	○	○	×

○：適応　△：症例による　×：不適

【参考文献】

1) 特定非営利活動法人　日本歯科保存学会・編：う蝕ガイドライン　第2版　詳細版．永末書店．2015.
2) 日本歯科放射線学会放射線防護委員会・編：新版　歯科診療における放射線の管理と防護　第2版．医歯薬出版．2015.
3) RADIATION PROTECTION, European guidelines on radiation protection in dental radiology,　Issue　N° 136,2004.
日本歯科放射線学会・編訳：日本語版「放射線防護 136-- 歯科 X 線検査の放射線防護に関するヨーロッパのガイドライン：歯科診療における安全な X 線の利用のために」．2005.

（木村　由美）

第6章 歯科領域
フィルムを手で押さえたときの被ばく

Q デンタル撮影の際にフィルムを手指で押さえましたが，手指の被ばくの影響はないのでしょうか？

A 直接当たっている皮膚と比較して，線量は少なくなっていますが，確かに手指でフィルムを保持した場合には，手指も被ばくします。最近では，フィルムを保持するための器具（図1）を使用して，撮影する（図2）ことも多くなっており，この場合は，手指の被ばくを防げます。いずれにしろ，手指でフィルムを保持したことによる放射線被ばくによる影響の発生は極めて少ないと考えられます。

Tips フィルムを手指で保持した場合，X線は皮膚表面→軟組織→歯槽骨→歯→歯槽骨→フィルムを通過して，手指に届きます。手指に届くまでにX線は各組織に吸収され，X線量はかなり減少しています。しかし，フィルム保持器具を使用して撮影を行うことによって，手指での保持がなければ，手指を被ばくすることは皆無となります。しかし，口の中にフィルム保持のための器具を挿入しなければならず，嘔吐反射があったり，口が大きく開けられなかったりする方には対応できないのも現状です。

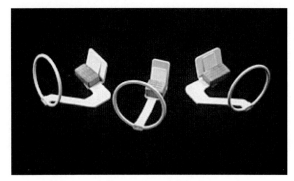

図1　各種フィルム保持器具（例）

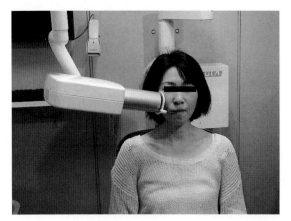

図2　フィルム保持器具使用時の口内法X線撮影の様子

画像提供：鶴見大学歯学部附属病院画像検査部

（木村　由美）

コラム 歯科における X 線撮影の必要性

　歯科の疾患は，医科の疾患に比較して軽く見られていることも多い。そのためか，歯科への受診がおろそかになることも少なくない。しかし，歯周病は循環器疾患への関連があり，糖尿病，肺炎などとも影響があるとされている。口腔内の健康状態を良好に保つことが生活習慣病の予防など全身の健康につながるとの根拠も示され，医療費全般の抑制できる可能性があることも報告されている[1]。

　歯科を受診する理由はいろいろ挙げられるが，多くの場合，歯やその周囲組織の痛みや腫れ（腫脹）であろう。その原因を調べるのに，視診や触診だけでは判断できないことが多く，X 線撮影が必要になってくる。というのも，歯科における疾患の大部分は歯や顎骨の内部に存在し，見たり触ったりしただけではわからないことが多いからである。ひとくちに歯が痛いといっても，歯そのものがむし歯になっているという場合もあれば，歯の周囲組織に何か原因がある場合もある。またその逆もあり，ごくまれに悪性腫瘍などの大きな病気が隠れている場合もある。特に限定した歯科領域での診断に際しては，X 線撮影による診断が重要であり，有効なものとなってくる。

　最近の X 線撮影は，医科に限らず，歯科においてもデジタル化が進み，フィルムを使用した撮影に比べ，被ばく線量を少なくすることが可能である。また，歯科の撮影法には，歯を部分的に撮影する口内法デンタル撮影と歯列全体を撮影するパノラマ撮影がある。最近では，特にインプラント診療を実施している歯科医院では，3 次元的な診断をするために歯科用 CT 撮影を行う施設も増えてきている。病態に応じて，どの撮影法を選択するかは，歯科医師の判断に任されている。これは，「正当化（放射線被ばくによるリスクよりも利益が多いと判断された場合に撮影を実施する）」や「最適化（病気を見つけるのに最小限の被ばくで撮影を実施する，これには X 線装置の管理も重要となる）」を考慮した上で実施されている。

　特に歯科では，歯や骨などの硬組織の疾患に対しての診断の必要性が非常に高いことからも，X 線撮影は欠くことのできない重要な検査となって

いる。

【参考文献】

1) 竹内研時・他：口腔の健康状態および歯科保健サービスの受給状況と歯科医療費や医療費との関連．口腔衛生会誌．J Dent Hlth. 67:160-171,2017.

（木村　由美）

第7章 核医学
RI 検査の注射をした人がいる待合室

Q RI 検査の注射をした人が待合室にいます。同じ待合室の中に居ても大丈夫でしょうか？

A RI 検査で用いられる放射性医薬品は，^{99m}Tc（テクネチウム）製剤が多く用いられます。この核種のエネルギーは 140 keV で，^{131}I（ヨウ素）の 364 keV，PET 検査に用いられる ^{18}F（フッ素）の 511 keV に比較して低エネルギーであり，検査を受けるために投与（注射）された患者本人の身体で吸収され体外に出る放射線量は少なくなります。隣りに座ることがなければ，同じ待合室に居ても影響はありません。

ただ，定期的な外来診療で通院し，そのような RI 検査の待合室にいるのであれば，できる範囲で何らかの措置は講じた方がよいかもしれません。例えば，外来で毎週通院し，RI 検査を行う患者と混在して滞在する場合には，その患者さんと距離をとるとか待合室に滞在する時間を短くすることが望ましいでしょう。

例えば，風邪気味で微熱があり診療所を受診したとします。そこの待合室で，頻繁に咳をしている他の患者さんがいた場合，あなたは，なるだけ離れて座り（距離），早く診察を終えて帰ろう（時間），それまでは，マスク（遮へい）をしようと考えると思います。

自分自身の外部被ばくを低減するためには，「距離」「時間」「遮へい」の 3 つの外部被ばく防護の 3 原則を守ることが必要です。

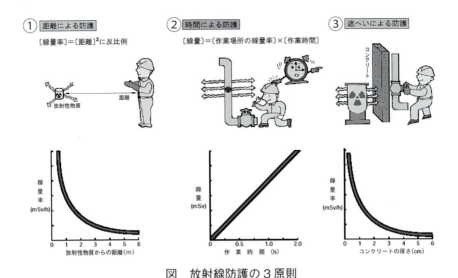

図　放射線防護の3原則

Tips 外部被ばく防護の3原則

　核医学検査の特徴として，放射性医薬品を体内に投与された患者は，体内の放射性核種から放出される放射線によって被ばくする内部被ばくもあります。内部被ばくの場合は，α線，γ線を含む全ての放射線が被ばくをもたらします。一方，放射性医薬品を投与された患者は，患者の体内から放射性物質がなくなるまでの間は移動する放射線源となります。被ばくをもたらす線源と人体の位置関係でいえば，外部被ばくは，身体の外側にある線源（放射性物質やX線発生装置など）からの放射線を受けることです。

　核医学検査に関わる放射線診療従事者は，患者周辺の人に配慮した「外部被ばく防護の3原則」を含めて適切なアドバイスをする必要があります。
①距離（線源と人体との距離の2乗に逆比例する）
②時間（線源と関わる時間に比例して被ばく線量は増加する）
③遮へい（原子番号，質量数の高い物質ほど遮へい効果は大きい）
の3つを守ることによって外部被ばく線量を低減することができます。

（諸澄　邦彦）

第7章　核医学
RI 検査後の授乳

Q RI 検査を受けた後で授乳しても大丈夫ですか？

A 胎児の放射線感受性は高いので，妊婦の RI 検査には注意が必要です。表1に示すように，腫瘍（^{67}Ga-citrate），腎静態（^{99m}Tc-DMSA）および腎動態検査（^{99m}Tc-MAG3），心筋（^{99m}Tc-MIBI）は 10 mSv を超えるので避けるべきでしょう。使用する放射線医薬品によって異なるので，主治医と相談する必要があります。

また RI 検査を受けた後の母乳の授乳については，原則避けることが勧められています。検査前に哺乳瓶に採乳しておき授乳することも一つの方法です。PET 検査で用いられる FDG は，乳汁内濃度は低く授乳自体に問題はありませんが，FDG が乳房（胸壁）に集積するので，子どもの外部被ばくが問題になります。FDG-PET 後は過度の接触は避けるのが望ましいでしょう。

また，RI 以外にも CT，血管造影，尿路造影および MRI 検査においても，病変や目的臓器を明瞭に描出するため，造影剤を使用する場合があります。これらの薬剤は，造影剤の成分が体内に一定期間残存することになり，投与を受けた母親の母乳にも一定期間含まれることになります。上記の検査以外では検査後の授乳を控える必要はありませんが，検査前に担当の医師，診療放射線技師に問い合わせてください。

Tips 核医学検査のために体内に投与された放射性物質は時間とともに壊変し，それぞれの放射性物質の物理的半減期と患者の代謝による生物的半減期により時間とともに放射性物質の量は減衰します。その間，患者家族や介護者の被ばくに伴う健康影響は特に問題になりませんが，子

どもにとっては，メリットのない被ばくであり避けることが望ましいと言えます。

　放射性医薬品の種類により胎児や乳児の被ばく線量は異なるので，放射性医薬品を投与された患者の体内から放射性物質がなくなるまでの間は表1，表2に示された指針を踏まえて，核医学検査に関わる放射線診療従事者は，患者と家族に配慮した適切なアドバイスをする必要があります。

表1　妊婦の核医学検査による胎児の被曝線量

検査項目	胎児実効線量（mSv）
骨（^{99m}Tc-MDP）	3.3〜4.6
肺血流（^{99m}Tc-MAA）	0.2〜0.4
腎動態（^{99m}Tc-DTPA）	1.5〜4.06
腎動態（^{99m}Tc-MAG3）	〜14
心筋（^{201}TlCl）	3.7〜4.0
心筋（^{99m}Tc-MIBI）	〜17
腫瘍（^{67}Ga-citrate）	〜12

（荒木力：放射線被ばくの正しい理解，インナービジョン，2012．表3-7-10の一部改変）

表2　核医学検査診療後の授乳の指針

A）授乳不可	^{131}I 治療後
B）検査後3週間不可	^{131}I，^{125}I，^{67}Ga，^{22}Na，^{201}Tl
C）12時間不可	D以外のすべての ^{99m}Tc
D）4時間不可	^{99m}Tc-RBC，^{99m}Tc-DTPA，^{99m}Tc-MDP

ICRP Publication.84 Pregnancy and Medical Radiation

【参考資料】
1）日本放射線公衆安全学会・編：イラストでみる「放射線って大丈夫？」，32〜33，文光堂，2011．

（諸澄　邦彦）

第 7 章　核医学

小児の RI 過剰投与

 RI 過剰投与がありましたが他の病院は大丈夫でしょうか？

 某公立病院で過去 12 年間にわたって RI 検査（主に，^{99m}Tc-DMSA による小児の腎シンチグラフィ）で，推奨投与量を大幅に超えた放射性医薬品が投与されていたことが，2011 年 9 月に新聞で報じられました。成人の通常投与量では，検査 1 回につき腎臓の等価線量は 30 mSv，実効線量は 0.64 mSv 程度です。

　被害を受けた小児の多くは，病院による定期的な検査を受けていますが，血液検査で異常が現れたり，急性放射線症の症状を呈した小児はいません。具体的な影響として考えられるのは腎の急性障害ですが，文献によると，腎の耐用線量は 17.12 Gy なので，小児の場合 1/2 〜 1/3（8.55 〜 5.71Gy）と概算しても耐用線量には達しません。家族の心配するのは，晩発性障害の発がんですが，低線量の晩発性障害についての定説はありません。LNT モデルを用いて実効線量から生涯致死的がんになる相対リスクを推定することより，被害を受けた小児や家族に寄り添った対応が，今後とも望まれると思います。

　RI 検査に用いる放射性医薬品の推奨投与量については，日本診療放射線技師会でも 2000 年に「医療被ばくガイドライン−患者さんのための線量低減目標値−」の中で，具体的に示しております。2015 年 6 月に J-RIME から診断参考レベルが示され，多くの病院で，RI 検査マニュアルを作成するなど，検査手順の見直しを行っています。

Tips RI 検査で多い骨シンチ（がん等の転移巣の検査）と，心筋シンチ（心筋梗塞部位の検査）に用いられ 2 核種について，線量が高い方から 3 番目までの臓器の被ばく線量（単位投与量 MBq あたりの預託吸収線量と単位投与量 MBq 当たりの預託実効線量）を表に示しています。表の値に投与量を乗ずれば，1 検査当たりの患者の被ばく線量を産出することができます。

例）^{99m}Tc-MDP の骨シンチを受けた患者の被ばく線量（成人）

骨シンチ（投与量：740 MBq 投与）の際の赤色骨髄の吸収線量

9.2×10^{-3} (mGy/MBq) × 740 MBq=6.8 mGy

表　成人患者の RI 検査の際の被ばく線量

（線量の高い 3 つの臓器の吸収線量と実効線量を示す）

検査部位	放射性医薬品	吸収線量 （mGy/MBq）			実効線量 （mSv/MBq）	標準的な投与量 （MBq）
		1 番目	2 番目	3 番目		
骨	^{99m}Tc-MDP	骨表面	膀胱	赤色骨髄	5.7×10^{-3}	740
		6.3×10^{-2}	4.8×10^{-2}	9.2×10^{-3}		
心筋	^{201}Tl	卵巣	精巣	腎臓	2.2×10^{-1}	74 ～ 110
		7.3×10^{-1}	4.5×10^{-12}	4.8×10^{-1}		

（ICRP Publication 80）

【参考文献】

1）kehwar TS & Shama SC. Tissue radiation tolerance.
　http://www.rooj.com/Radiation%20Tissue%20Tolerance.htm
2）草間朋子・他：放射線防護マニュアル　第 3 版．日本医事新報社，2013.

（諸澄　邦彦）

第7章 核医学
PET検査後の同居家族への影響

 PET検査を受けましたが，家族への影響が不安です。

　がん細胞は分裂が盛んでであり，正常細胞に比べてエネルギーを大量に使うため，エネルギー源のブドウ糖を活発に取り込むことになります。そこで，ブドウ糖に放射性同位元素を結合させた検査薬（FDG）を血管内に投与すると，1時間ほどでがん細胞に集まります。

　PET検査では，^{18}F-FDG（2-deoxy-2-[F-18]-fluoro-D-glucose）が主に用いられていますので，^{18}F-FDGについて説明します。放射性医薬品の18-Fは物理的半減期が110分と短く，検査終了後，介護者や家族と接触する場合には，以下の注意事項があります。検査後は，通常通りの生活をしていただけますが，検査後24時間は，微量の放射能が体内に残っているため，その間は授乳や乳児・妊産婦との緊密な接触は避けてください。また，表に示すように，使用するPET薬剤のFDGは尿とともに排出されるので膀胱の被ばく線量が大きくなっています。頻繁な排尿と，手洗いを心がけてください。

　またRI検査と同様に，放射線（ガンマ線）は患者の身体の中の放射線検査薬から出ます。そのため患者に密着する介助者は被ばくするおそれがあるため，介助者への不必要な接触を避けることに注意すればで普通の生活で支障ありません[2]。

　患者を介護する家族等の被ばくは医療被ばくに区分されます。線量限度は設けられていませんが，直接的なメリットのない家族の被ばく線量を抑えるためには適切なアドバイスが求められます。

表　PET 検査の被ばく線量（成人）[1]

臓器・組織	線量（mGy）
脳	19
甲状腺	1.6
肺	2
肝臓	3.7
腎臓	4.4
大腸	1.6〜1.9
膀胱壁	19
生殖腺	1.5〜2.0

Tips　現在の PET 検査は，サイクロトロンによる自家製造を除いて，放射性医薬品メーカーが販売する 1 検査用として放射能量が調整された製剤が普及しています。さらに本会の医療被ばくガイドライン 2000 および日本核医学会による「放射性医療品の適正使用におけるガイドラインの作成」の掲示など，関係学会・団体による投与量の最適化のための普及活動が行われています。

　そのため，わが国においては，ICRP や IAEA が懸念しているような被ばく線量（核医学では投与量が指標）が 1〜2 桁も異なるようなことは起こりにくい現状にあります[3]。

【参考文献】
1) 高橋希之:何か心配ですか？　医療被ばく 放射線検査の影響のすべて. 日本放射線技師会出版会. 2009.
2) 日本診療放射線技師会・編:放射線検査説明の手引き. 医療科学社.
3) 日本診療放射線技師会・編:放射線量適正化のための医療被爆ガイドライン, 文光堂, 2009.

（諸澄　邦彦）

コラム　がん検診におけるPET検査

　PET検査に伴う被ばく線量の相談が時々ある。PET検査は、ポジトロン・エミッション・トモグラフィー（Positoron Emission Tomography）の略で、がん細胞がブドウ糖を多く消費するという性質を利用して、ブドウ糖に近い成分の薬剤のFDGと呼ばれる放射性物質を体内に静脈注射することにより、その放射性物質がどのくらい細胞に集まっているかを画像として表現するものである。

　現在、がんを見つけるための主流となっているCT検査やMRI検査は、映し出された臓器の形態や病変の有無からがんを見つけるが、PET検査はがん細胞のブドウ糖の取り込みやすさという性質を利用してがんを見つけ出す検査である。ブドウ糖の代謝が促進されている「再発がん」は数ミリの大きさでも捉えるられることが多いが、ブドウ糖の取り込みが少ない早期がんは集積画像の判別が難しいといわれている。PET検査はがんの転移を含めたがん病巣の拡がりやがんの再発を見るための検査であり、大元のがんを見つけるためのものではないことに注意が必要である。

　胃や食道・大腸などの消化器にできるがんは、粘膜表面に広がりながら成長していくのが特徴であり、これらの消化器のがんにおいては、他の臓器に転移していないような早期の段階では3〜4cmもの大きさになっても、さほどブドウ糖などの栄養分を必要としないとされており、このような場合、内視鏡検査では発見できても、PET検査単独での検出は難しいといわれている。

　日本核医学会と臨床PET推進会議（2010年8月に発展的に解消し、日本核医学会PET核医学分科会に統合された）は、FDG-PETがん検診の質の向上を目的として、2007年にFDG-PETがん検診ガイドライン2007を発表したが、その中で、「PET検査はが

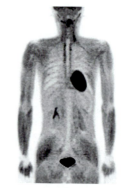

検査前に食事をした画像[1]
がん研有明病院ホームページより引用[1]

112

ん検診においての有効性に関するエビデンス（科学的根拠）は不十分」と強調されている[1]。

PET 検査には利点と欠点があり，利点としては，がんの転移や再発を早期に，より小さな病変を見つけることが可能という点。欠点としては，食道や胃，大腸，肝臓などの早期がんの発見が難しいことと，放射性物質である FDG が集まりやすい脳や肝臓，腎臓，膀胱などのがんを見つけにくいことや，血糖値が高い人の診断が難しいという点などが挙げられる。また放射性物質を体内に入れるために内部被ばくが発生する。FDG-PET検査で，3.5 mGy 〜 7 mGy/1 注射，さらに CT 画像を重ね合わせる検査の場合，これに CT 検査分の被ばくが加わるので，FDG-PET/CT では，約25 mGy/1 検査となることを，検査を受ける前に理解いただく必要がある。

RI を投与された患者の内部被ばく線量を直接測定することは不可能であるため，患者の被ばく線量はコンパートメントモデルを用いた各臓器への RI の分布から各臓器の放射能量を求め，標準人（refarece man）の各臓器の形状と質量を幾何学的に考慮した数学的ファントムを利用して計算で求められる。

ICRP は，1975 年の Publ.23 において refarence man を示すなど，内部被ばく線量の評価についての刊行物の出版を重ね，現在，最新のデータは Publ.53 と Publ.80 に示されている。Publ.80 は Publ.53 以降新たに追加・更新したデータの追補版で，PET 検査用の ^{18}F-FDG のデータも含まれている。26 の個々の組織・臓器，残りの組織・臓器の単位放射能当たりの吸収線量（mGy/MBq）と単位放射能当たりの実効線量（mSv/MBg）が示されている。

【参考資料】

1）がん健有明病院ホームページ：
http://www.jfcr.or.jp/hospital/department/clinic/central/center_for_diagnostic_imaging/nuclear/pet.html

（諸澄　邦彦）

第 8 章 放射線管理

妊娠中の胸部 X 線撮影時に胎児が受ける被ばく

Q 胸部 X 線撮影時に，胎児の受ける被ばく線量が不安です。

A 以前の胸部撮影では，生殖腺の被ばく防護のためにプロテクタを装着しておりました。生殖細胞の被ばくによって起こる可能性のある問題は不妊症です。不妊症が起こる可能性があるのは，一時的不妊の場合，女性では 650 mGy 以上，男性では 150 mGy 以上を一度に被ばくした時です。

PCXMC（PC program for X-ray MonteCarlo）というソフトウェアを用いて，成人の胸部撮影をした時の組織・臓器線量を計算した結果を表に示しますが，生殖腺の被ばく線量はほとんどありません。また，図に示すような，放射線を測定する TLD 素子を人体等価組織のランドファントムに埋め込んで測定しても，検出されませんでした。

表　胸部撮影における組織・臓器の被ばく線量

組織・臓器	線量 (mGy)
甲状腺	0.033
食道	0.098
肺	0.161
乳房	0.038
肝臓	0.067
赤色骨髄	0.053
卵巣	0.001
子宮	0
睾丸	0

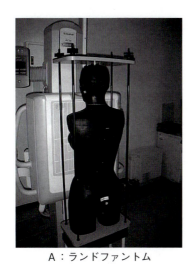
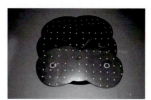

B：ランドファントムの断面

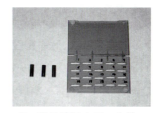

A：ランドファントム　　　C：TLD素子とフォルダー
図　臓器被ばく線量の測定に用いるファントム

Tips 胸部撮影時のプロテクタについては，その効果は無視できるほどわずかなものであるため，適正に管理されている装置を用いている場合は必要ありません。しかし、放射線診療の現場では、今でも、胸部撮影などで使用する患者用の生殖腺防護衣の要・不要が議論されています。現在の高度に品質管理された規格（JIS規格）によって製造されている放射線装置では，X線の照射野を絞る機構や，不要なX線をカットするフィルタによって，患者の生殖線被ばくは測定できないほど小さいといえます。ただ，不必要な防護衣を使用することによって，患者さんに無用な不安を与える医療技術の不均衡の是正は必要かも知れません。

（諸澄　邦彦）

第8章 放射線管理
当直時の撮影介助の対応

Q 看護師ですが,夜間勤務時に救急患者のレントゲン撮影の介助につきます。普段は病棟勤務なので,個人モニタが配布されていません。放射線被ばくは大丈夫でしょうか?

A 患者以外の放射線被ばくは基本的には散乱線(散乱 X 線)によるものです。いずれの場合でも,患者からの距離によって放射線の強さが変わりますので,患者からどれくらいの距離にどれくらいの時間いたのかによって被ばく線量が異なります。また放射線防護衣(プロテクタ)を装着することによってその線量は 1/6 ~ 1/8 程度に減少します。これは,外部被ばく防護の3原則といわれるものです。

救急患者の介助の場合は,意識の混濁した外傷患者が不用意に体を動かすのを防ぐために手や足を抑制する場合があります。表に示した値は,照射野から 20 cm の距離で患者介助をした場合を想定したもので,防護衣なしでの測定例です。これらは,撮影部位から散乱線が発生しますが,X 線照射時だけです。砂嚢や固定具の有効使用により,不必要な被ばくは避けることが望ましいといえます。

妊娠可能な女性には,妊娠していないが将来妊娠する可能性のある場合と,妊娠しているが妊娠に気づいていない場合があります。女性の診療放射線技師の意識調査でも,一般の妊娠可能な女性と同様に「胎児の健康状態」と「自分の健康状態」の不安を挙げており,「不安はない」と回答している人はいませんでした。その理由としては「絶対安全とは言い切れないから」,「何かあった場合,周囲の人に職業のせいにされそう」「他の女性よりも被ばくの可能性が高いため」と回答しています[1]。

救急撮影に対応する診療放射線技師は,介助者の被ばく線量は低いからとの理由で,他の医療従事者に撮影介助を強制すべきではありません。事前に院内講習会等を開催し,表に示すような介助者の被ばく線量を示し,

医療従事者の医療安全を施設として確立すべきと思います。

表　X線撮影時の介助者の被ばく線量

撮影部位	被ばく線量（mSv）
頭部撮影	0.002 ～ 0.004
頸部撮影	0.001 ～ 0.0015
胸部撮影	0.003 ～ 0.01
腹部撮影	0.002 ～ 0.01
股関節	0.03 ～ 0.12

Tips　職業被ばくを低減するために医師，診療放射線技師，看護師等の放射線診療従事者自身が行うべき防護方策（p.103：外部被ばく防護の3原則）を具体的に示します。

①距離

　放射線検査中の被ばく線量は，ベッドや患者の身体などからの散乱線による被ばくです。散乱線の線量は，患者からの距離のおおよそ逆2乗 $\{1/(距離)^2\}$ で減少しますので，できるだけ距離を取るようにします。

②時間

　直接線，散乱線ともに被ばく線量は時間に比例します。したがって，撮影介助につく回数を必要最小限にするように，院内で放射線安全に関する共通認識を持つ必要があります。

③遮へい

　撮影介助でX線室に入る放射線診療従事者は，0.25mm鉛当量以上の鉛入り防護エプロンを装着してください。防護エプロンを装着することにより体幹部の被ばく線量は1/10以下に減らすことができます。

【参考文献】

1) 坪根千枝：妊娠可能な女性の医療被ばくに対する放射線防護のあり方－診療放射線技師に対する意識調査から－．保健物理．40(1)，49-55．2005.

（諸澄　邦彦）

第8章　放射線管理
妊娠後の血管造影室勤務

Q 血管造影室勤務の看護婦ですが，妊娠した後も放射線量の高い検査室内に出入りして，胎児の被ばくは大丈夫でしょうか？

多くのX線検査では，X線は患者の検査部位にしか照射されないため，医療従事者はX線を直接受けることはありません。一方，心臓や脳血管カテーテル検査のIVRでは，治療目的の一環として検査件数が増えています。そのような医療手技に関わる女性看護師の被ばくに関する主な心配は以下のような順番になると思います。

①将来の妊娠と将来生まれる子どもへの影響（生殖腺の被ばく）
②胎児への影響（胎児の被ばく）
③妊娠を知らずに業務をしていた場合の影響

生殖腺に被ばくしたため，将来正しく妊娠できるかの不安については，生殖腺に 2000 mGy 以上の放射線被ばくをしない限り影響はありません。また胎児が被ばくした場合に心配になるのが，形態異常や精神発達の遅れなどの障害や，小児白血病や小児がんかと思います。形態異常や精神遅滞については，36頁で説明したように 100 mGy 以上受けた場合だけであり，小児白血病や小児がんに関しては，原爆被爆者のデータでは 200 mGy 以上被爆した胎児でも見られないことから，血管造影の検査介助による被ばくでは起こらないと考えられます。したがって，被ばく時に胎児がどの週齢であろうと，また妊娠期間中従事し続けても問題はありません。ただ，重いプロテクタを装着しての勤務は母体保護の観点から，病院の管理者と相談するのが望ましいと思います。

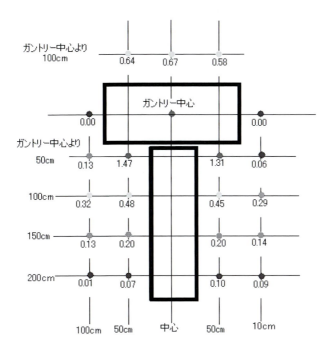

図　CT を同時設置した血管造影室における空間線量分布（mSv/ 時間）
日本放射線公衆安全学会：医療被ばくハンドブック．文光堂．2008.

Tips　看護師は自分の職業被ばくについての理解とともに，患者の医療被ばくについての理解を深めることも求められています。患者にとって一番身近で一番相談しやすい存在である看護師が，正しい被ばくの知識を持って患者の心配ごとに答えることができれば，それで解決する問題は多く，救われる患者は非常に多いと思います。

（諸澄　邦彦）

第8章　放射線管理

外科用イメージの透視による被ばく

Q 手術室勤務の看護師ですが，移動型透視装置（外科用イメージ）を用いた手術介助につく時があります。個人モニタを渡されていませんが，透視時の被ばくが不安です。

●●●

A 上部消化管造影検査（胃透視）や下部消化管造影検査（注腸検査）などでは，多くの操作は操作室から行いますので，医療従事者の被ばくはありません。ただ，血管造影検査や内視鏡検査および移動型透視装置（外科用イメージ）を手術室で使用する場合には，医師だけでなく，介助する看護師や患者の周囲で業務を行う看護師も被ばくする可能性があります。

　厚生労働省医療政策局長通知では，移動型透視装置を手術室で使用する場合には，一時的に管理区域を設定し，①X線照射中の表示，②管電圧や透視時間の記録，③従事者氏名の記録，④従事者の被ばく線量の測定と記録などを求めています。

　日常的な放射線診療従事者は，医療法施行規則によって被ばく線量を測定し，線量限度を超えないような管理が義務付けられていますが，一時的に従事する職種についての対応は医療施設によって異なるのが実情です。直読できる半導体測定器のような個人モニタを手術室に準備し，当該手術の入室前に装着し，終了後に記録する管理が望ましいと思います。

　放射線や放射性物質を安全（人体への影響を発現させないこと，および環境の保全を図ること）に利用していくために，①放射線源そのものの管理，②環境（場所）の管理，③個人の管理が行われています。この中で最も重要で効率的な管理は，線源を管理することです。図に示すような環境モニタリングや表に示す個人モニタリングは，線源の管理が確実に行われていることを保証する手段でもあります。具体的な線源管理の手法としては，外科用イメージを使用する手術室の入口に「X線透視中」の表示を掲

120

示し，医師や診療放射線技師が透視スイッチを押す際には，周囲への声掛けを行い，側面（横方向）透視に当たっては，X線照射方向に人が滞在しないことを事前に確認すべきです。

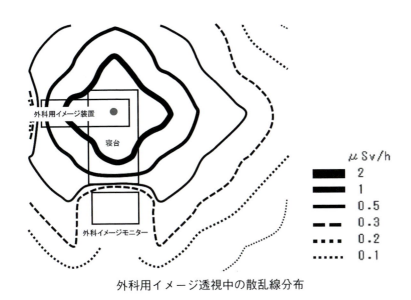

外科用イメージ透視中の散乱線分布

Tips 放射線診療従事者の線量限度を表に示しますが，これはここまで被ばくしてよいという許容値でも，これを超えると危険という境界値でもなく，放射線防護のための基準値です。

実効線量限度	① 100 mSv/5年，50 mSv/年
	②女子　5 mSv/3月
	③妊娠中である女子の内部被ばく　1 mSv
等価線量限度	①目の水晶体　150 mSv/年
	②皮膚　500 mSv/年
	③妊娠中である女子の腹部表面　2 mSv

（諸澄　邦彦）

第8章　放射線管理

内視鏡検査の看護師の放射線防護

Q 内視鏡検査室の看護師ですが，個人モニタを配布されていませんが，検査の介助中に透視することがあります。放射線防護について教えてください。

● ●

A 内視鏡検査で透視を使用した場合，X線が直接照射されるのは患者であり，介助者が直接X線を受けることはありません。しかし，物体に照射されたX線は散乱し，進行方向を変え，物体の周囲へ散乱線として分布します。したがって，透視中に患者の周囲で介助した場合，散乱線によって2次的に被ばくします。介助者の被ばくは直接X線を受けた患者の被ばくと比較すると微量ですが，放射線防護の観点（外部被ばく防護の3原則）から目指すべき行動は次の3つとなります。

①距　離：散乱線の発生源からできるだけ離れる（必要以外は操作室側へ
　　　　　退避する）
②時　間：透視時間を短くする（不必要な透視を使用しないよう意識する）
③遮へい：X線遮へい物の後ろに隠れる（防護衣，防護眼鏡を着用し，防
　　　　　護板などを活用する）

　これらを効果的に行うことは医療従事者の被ばくを最小限にするために必要な措置となります。可能な限り距離をとり不必要な透視を減らし，防護衣や防護眼鏡などを装着することが重要です。

　透視を伴う放射線診療に従事することが日常的である医療従事者に対しては，複数の個人モニタを装置することが法令で義務付けられています。したがって個人モニタにより線量限度を超えないよう管理する必要があります。しかし，介助を行うためなど，透視中の検査室へ立ち入ることが一時的である医療従事者については，対応が施設により異なることが実情です。そのような場合は，直読式の半導体測定器のような個人モニタを使用し管理することが重要です。

Tips 透視中の検査室内における散乱線分布（図左）は，防護衣によって物体の周囲を囲むことで減少し，患者の側面で介助した場合を仮定すると1/10程度まで低減可能であるという実験結果が得られています（図右）。実際には防護衣は医療従事者が装着するため，透視時の散乱線分布は図左のようになりますが，介助のために検査室内へ立ち入る場合，防護衣を着用することで人体における散乱線による被ばくは1/10程度まで低減できることになります。さらに，可能な限り線源から距離をとることは，被ばくを低減する上で非常に有効であり，放射線防護の観点からも重要といえます。

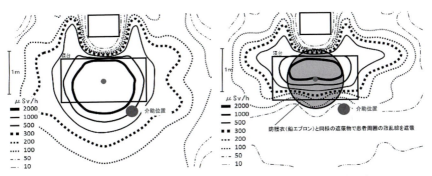

図　透視中の散乱線分布（遮蔽の有無に関する実験データ）
左：散乱線遮蔽なし　右：散乱線遮蔽あり

（奥中　雄策）

第8章　放射線管理

RI 検査室のスリッパ履き替え

Q RI 検査室で履き替えるスリッパからの汚染が心配です。

A 放射線診療従事者および患者が RI 検査室への入退出の際、管理区域用（RI 専用）のスリッパ等に履き替えることが推奨されています。これは、医療法施行規則第 30 条の 20 の「取扱者の遵守事項」で規定されていることによります。放射性同位元素での汚染を管理区域外に持ち出さないことを目的とした条文ですが、不特定多数の患者が履くスリッパに不潔感を抱かれる方もおられます。

　一方、患者の高齢化が急速に進行している状況下において、履き替えた RI 専用スリッパ等が原因で、RI 検査室内で患者の転倒が発生するケースが散見されます。そのため、医療安全の確保の面からも、また、スリッパ等の履き替えによる衛生上の問題からも医療現場で改善が要望されます。

　日常の放射線診療において、施設内の一部の場所（RI 管理区域内のトイレ）を除いて RI 汚染および汚染の拡大はほとんど認められません。また、RI 汚染による他の患者の推定被ばく線量も極めて少ないことから、RI 汚染防止を意図した、RI 専用スリッパ等の履き替えの必要性はほとんど認められないことが明らかにされました。そこで、多くの医療機関では「放射能汚染防止にかかるガイドライン（履き替えガイドライン）」を作成し遵守することにより、RI 専用スリッパ等に履き替えを行わなくてもよいことになっています。

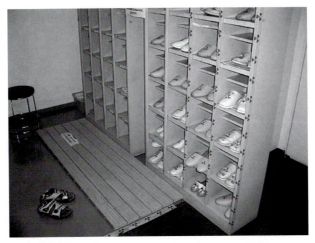

写真　RI検査室の入口（スリッパ）の履き替え

Tips　内部被ばくおよび表面汚染の防護

　RI検査で用いる放射性物質が体内に入る経路は，経口的，経皮的，経気道的です。そこで，管理区域内での飲食等は禁止され，専用スリッパの履き替えが推奨されていますが，あくまで体内に放射性物質を取り込まないための処置です。

【参考資料】

1) 平成17年度厚生労働科学研究費補助金（医療安全・医療技術評価総合研究事業）「医療放射線分野における法令整備等含めた管理体制に関する研究」（主任研究者：油野民雄）「診療用放射性同位元素使用室への入退出時における患者のスリッパ履き替えの必要性についての検討」

（諸澄　邦彦）

コラム　水晶体被ばくの線量限度

　わが国では，放射性同位元素等による放射線障害防止法，電離放射線障害防止規則等の法令により，放射性同位元素や放射線発生装置を取り扱う放射線業務従事者に対して，また医療法施行規則においても放射線診療従事者に対して，個人の被ばく線量限度が定められています。線量限度には，全身の被ばくを制限するための実効線量限度と，組織・器官の被ばくを制限するための等価線量限度がある（p.121 の Tips 参照）。

　2011 年 4 月に ICRP は組織反応（確定的影響）に関する声明（ソウル声明）を発表した。この中で，作業者の水晶体等価線量限度を「5 年間の平均が20 mSv/ 年を超えず，いかなる 1 年間においても 50 mSv 超えないようにすべきである」ことが示された。この根拠は，最近の疫学調査等の結果を踏まえ，これまで考えられていた白内障のしきい線量（8 Gy）よりも低く，0.5 Gy であると考えられることによる。

　眼の水晶体の線量評価の「防護量」について，ICRP は 2010 年に外部被ばく防護のための換算係数に関して，Publication 116 を発表している。一方，国際放射線単位測定委員会（ICRU）が定義する「実用量」には，放射線場のモニタリングに用いられる周辺線量当量および個人のモニタリングに用いられる個人線量当量がある。これらは，人体と等価な物質でできた球や平板ファントム（人体模型）の中の全身（1 cm），水晶体（3 mm）および皮膚（70 μm）の深さにおける吸収線量（Gy）や線質係数を乗じることにより算出します。線量評価の観点から，実用量である 3mm 線量当量 Hp（3）の換算係数の算出にどのようなファントムを用いるのか，防護量である水晶体の組織等価線量算出のための放射線荷重係数として，確率的影響に対して与えられているものを使用するのか等の問題があり，国内法令取り入れに際しての検討が進められている。

　医療現場では，ICRP1977 年勧告の取り入れに伴って関係法令が改定された 1989 年以降，体幹部が不均一な放射線に曝される場合には，複数の個人線量計を装着し，そのうち眼に近い位置（おおむね襟元）に着けた個

人線量計から水晶体の線量当量を評価するという「不均等被ばく管理」という個人モニタリング手法が定着している。

国内のモニタリングサービス会社の調査報告によると，血管造影・IVRに従事する放射線診療従事者の中には，年間推定線量が 50 mSv を超える人がいるとのこと。これらの高線量被ばくの原因として，防護具（天井固定の遮へい板や，防護メガネ）の使用率が低いことと，検査台の上部からX線を照射するタイプの装置が使用されていることなどが考えられる。新しい線量限度適用については，白内障を発症した作業者の不利益を被らないような体制の整備と，放射線診療従事者自らが，被ばく低減の努力をすることが必要とされている。

ICRP は，医学における放射線の防護と安全について助言を提供する多くの報告書を公表している。とりわけ ICRP Publ.73 は，医療分野における放射線防護の一般原則を概説しているので放射線診療従事者は必読すべきと言える。また ICRP Publ.85「IVR における放射線障害の回避」は，患者と放射線診療従事者の双方に向けて，起こり得る確定的影響，線量の低減の技術について記述されており，水晶体被ばくによる放射線障傷害の回避に参考になる。

【参考資料】

1) 赤羽恵一：水晶体の放射線防護に関する専門研究会中間報告（1）－水晶体，白内障，ICRP が勧告した新たな水晶体等価線量限度の概要－.jpn.J.Health Phys.,49（3）,145 ～ 152（2014）
2) ICRP Publication 75「作業者の放射線防護に対する一般原則」，日本アイソトープ協会，2000.
3) ICRP Publication 85「IVR における放射線障害の回避」，日本アイソトープ協会，2003

（諸澄　邦彦）

第9章　被ばく相談

■相談対応

　医療被ばくによる相談と，放射線災害による相談対応でのコンサルテーションとカウンセリング対応を少し詳しく述べたいと思います。

■コンサルテーション

　ある事柄に対して専門的知識を持った人が，その問題に対してベストと考える回答を提案しながら解決へ導く方法。

　放射線問題，とりわけ人体への影響などの知識を持ち，放射線のことも詳しく知る診療放射線技師であるわれわれは，それぞれがベストと考える回答を提案しながら解決へ導く方法を用いてきた経緯がありました。人体への影響を説明する時は確定的影響においては同程度の説明が共通して行えると考えますが，確率的影響においての説明は難しくなります。

　医療被ばくにおいては「行為の正当化」がなされ，「防護の最適化」が考慮されて初めて意図的に放射線を人体へ照射することが認められています。ところが正当化と最適化の評価が不十分で，控えたほうが良いかもしれない検査があったかもしれません。

　被ばくを控えたがために利益となる情報が得られないことの不利益が大きくなってしまう可能性と，何もなかったということを含めた診断ができたとする利益があるとする考えもあります。ですから，被ばくはしたがそれ相応の利益はあったのではないかと考えて頂くことは可能です。その基本的な考え方を理解頂ければ，コンサルテーションによる対応でも相談者自らが判断して医療を受けていくことはできそうです。

　医療被ばくにおいて確定的影響はおおむね否定できます。そこでコンサルテーションを行う時は根拠となるデータを提示しながら確定的影響は否定できると考えると伝えることが重要であると考えます。

　否定的であるから「安心して下さい」となると，こちらの考えを押し付ける形になりますので注意が必要かもしれません。安心は相談者の心の中にあるものです。

128

■カウンセリング

相談者自身が解決の方法や解決に役に立つことを持っているか，または持っているにもかかわらず気付いていないなど，相談者とのコミュニケーションを通して相談者へ寄り添いながら，自らが解決を手に入れられるように応えていくプロセスを重視する方法。

放射線災害の場合を考えると，「行為の正当化」「防護の最適化」はありません。したがって利益とすべきエビデンスがないことになります。エビデンスのないことに答えることは主観的な物言いしか成り立たないと考えています。現在は放射線災害への相談対応も求められますが，医療被ばくのように答えることは難しいと考えています。ではどのような対応があるのでしょうか。それこそが，相談者とのコミュニケーションを通して相談者へ寄り添いながら，自らが解決を手に入れられるように応えていく，プロセスを重視するカウンセリング対応であると考えています。

今回の東京電力原子力施設の災害において相談者に対して「安心である」，「健康に影響はない」という回答をした診療放射線技師に対して批判があると聞いたことがあります。

安心などは個々違う判断基準をそれぞれが持ち合わせていますし，健康影響なども各々の生活様式によっては異なることであって一様に答えることは難しいと考えます。

このカウンセリング対応で重要となる言葉は「信頼」です。双方向の情報のやり取りから生まれるコミュニケーションを通して，放射線というリスクに対し，専門家はエビデンスベースを元に，相談者はその問題についてのナラティブベースでの意見交換を通して，相談者自身が問題の解決策を紡ぎだしていくことが重要であり，その過程を支えるプロセスから生まれる「信頼」が重要と考えるからです。

コンサルテーション対応	カウンセリング対応
確定的影響	確率的影響

（地主　明弘）

第9章 被ばく相談
5歳児のCT検査

Q 5歳の男の子が転んでアスファルトの地面で頭を打ちました。救急病院で受診した際に，「頭の中の出血や骨折がないことを確認するためにCT検査を行いましょう」と，医師から説明があり，頭部CT検査を行いました。CTは放射線被ばくが多く，将来に発がんの可能性が高くなると知り，心配になっています。

A CT検査で頭蓋内の病変の有無を早い段階で確認することは，救命の点から，重要であったと考えます。心配されている将来のがんについて，これから一緒に考えてみたいと思います。

Tips 頭部外傷では，頭蓋内の様子が外観や臨床症状からは解り難いことがあります。特に小児の場合は自覚症状をうまく伝えられないことや，重篤な状況になっていたとしても自覚していないことが多いと思います。そのため，CT検査で頭蓋内の病変の有無を早い段階で確認することは重要です。放射線診療において医師による「行為の正当化」について説明をします。さらに当該病院における小児（5歳くらい）の頭部CT検査での放射線量を把握，または推定線量を用いて対応することになり，これは診療放射線技師による「防護の最適化」を説明します。放射線量としては答えることは可能であるが，心配されているのは将来のがん発生についてとなっているので，これ以降の応え方は心理的対応になります。

　心配されていることの始まりは過去の放射線診療であり，その後被ばくが多いという情報にふれ，がんの可能性が高くなると認知されて心配になっているのです。心配の原因を分析して排除することによって解決するということがありますが，原因は過去の放射線診療ですからこれを排除することになります。これは不可能で，そもそも過去へは戻れません。医療被

130

ばく相談の多くは，過去の放射線診断後にインターネット等での溢れる情報に翻弄された結果として，心配や不安を持たれる方が多く見受けられます。

　放射線診療は適切であったことの情報を共有した後に，将来の発がんの可能性への心配に応えることになりますが，ひとつの応え方としてがんということをどのように考えているのか，がんの発生原因，日本でのがんの状況等の認識を聴きながら，相談者との認知の乖離を埋めていくことになります。

　認知の乖離をある程度埋められたとしても，不安が残ることはあります。放射線に由来する将来の発がんは不確実事項ですが，放射線によるがんの原因要因としては全体の３％程度とされています。

　したがって残りの97％にあたる要因に注意を払いながら生活していくことで，将来のがん発生を無いことにできます，もしくは引き伸ばすことが可能となる希望ある話し合いを進めることができます。

【参考資料】

　日本放射線公衆安全学会編集：イラストでみる「放射線って大丈夫？」．16-17，文光堂．2011.

（地主　明弘）

第 9 章　被ばく相談
複数回の胸部撮影

Q 入院中に胸部撮影を 3 回行いましたが，がんになるリスクは上がりますか？

A がんになるリスクは計算上では上昇することになると考えられています。放射線による影響と考えるがんは，確率的影響として分類され，実効線量（シーベルト：Sv）で表されます。しかし，これは放射線防護においての被ばく管理として考えられていて，計算上であり実数としてではないことを確認して下さい。

Tips ここでは，リスク係数の考え方を押さえておく必要があります。リスクは確率として表されますが，確率は多くの事象を参考として計算されたものであり，かならずしも実数ではないことに気をつけなければなりません。そして，多くの事象としたが，放射線リスク係数では多くの人々を対象とした数字となります。

多くの人々を一律に同じように評価するということでは便利でもありますが，多くの人々が一律ではないことは自明のことになり，その係数を個人へ当てはめたとしても個人の係数ではないということです。個人の係数が同じということは，皆さん同じようになるということですが，年齢，健康状態，生活様式がさまざまな人びとが同じと考えることは無理があります。それではなぜこのような係数を用いなければならないのかも考えなければならないと思います。

人それぞれ違っているが，放射線量は物理的な数字であるためにこれは変わらないことになります。この変わらない，数字上では人びとはこのようになると決めて管理しようという約束事であるということです。数字上であるため計算はできます。したがってリスクは上がるのかという問いに

対しては，上がることになっているということが正しい表現ですが，現実的に個人で考えた場合は不確実的であり科学的には証明ができないということになります。

　リスクについて話をする場合もう一つ重要なこと，それはリスクコミュニケーションです。リスクコミュニケーションは 1970 年代にアメリカで盛んになり，当初は専門家が市民に対して知識を与えたり，リスク評価の結果を教えたりする活動として始まったとされています。

　しかし，長い年月をかけても成果は上がらなかった経緯があり，現在は，リスク問題については関係者で情報をやりとりするプロセスと認識され，リスクコミュニケーションとは相手の気持ちを変えることではなく，相手と気持ちを通わせてリスクについて共に考えることとして認識されています。

【参考資料】

1）放射線による健康影響等に関する統一的な基礎資料上巻　放射線の基礎知識と健康影響 :P35,P113 ～ 114，P117
2）放射線による健康影響等に関する統一的な基礎資料下巻　東京電力福島第一原発事故とその後の推移 :P70 環境省総合環境政策局環境保険部放射線健康管理担当参事官室，2016.06/01

（地主　明弘）

第 9 章　被ばく相談
妊娠初期の胸部健康診断

Q 妊娠 2 〜 3 週間の時，健康診断で胸のレントゲンを 2 回撮影しました。妊娠を中止するほうがいいですか？

A 放射線被ばくを理由として妊娠の継続を中止することは科学的根拠からは否定できます。そして妊娠に関しては個人的，心情的等の要因も含まれますので，判断は慎重にされるようにお願いいたします。

Tips 妊娠の中止という内容には元気に丈夫なお子様を願う心情があると思われます。放射線を原因とする形態異常児（奇形）については被ばくした線量がある境界を越えなければ発生しない影響とされる確定的影響と呼ばれる中に入ります。この境界とされる線量は 100 mGy 以上です。医療被ばくとされるものは撮影される部分のみが被ばくする部分被ばくとされ，環境からの被ばく等の全身被ばくとは違うことを理解する必要があります。

　胸のレントゲン撮影では胸部は被ばくしますが，子宮部分はほとんど被ばくすることはありません。したがって放射線被ばくを理由として妊娠の中止をすることの根拠はないことになります。

　形態異常児（奇形）については，放射線被ばくを原因としない他の因子である遺伝因子，環境因子とされる生物学的要因，物理的要因，医薬品，環境化学物質等が原因で正常妊娠においても約 4 ％の形態異常児が誕生しています。もともと自然発生とされる約 4 ％の形態異常児が存在することから，放射線被ばくによる形態異常児は。境界を越えて被ばくすることがなければ発生しないということを確認しておく必要があります。

ICRP によるしきい線量	
流産(受精〜15日)	100 mGy
形態異常(受精後2〜8週)	100 mGy
精神遅滞(受精後8〜15週)	300 mGy

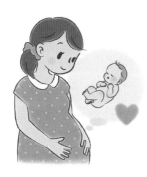

【参考資料】

1) 日本放射線公衆安全学会編集:イラストでみる「放射線って大丈夫?」27〜29, 文光堂, 2011.

(地主　明弘)

第 9 章　被ばく相談
レントゲン室にある「妊娠の有無」の表示

「妊娠または妊娠の可能性がある時は申し出てください」とドアに書いていますが，どうしてですか．

妊婦さんご本人，ならびに胎児を放射線被ばくから可能な限り防護する考え方から申し出をお願いしています？

Tips　放射線被ばくを防護するという考え方で表記されていることですが，放射線が人体へ与える，または与える可能性がある影響として誤解をされている方々もいるので，放射線防護という考え方への理解が求められています．

　放射線防護の原則は，「行為の正当化」，「防護の最適化」の考え方になります．「行為の正当化」では放射線を使用する行為においては，もたらされる便益（ベネフィット）が放射線の損益（リスク）を上回る場合のみ認められるという原則です．これは医療で使用される放射線のみならず放射線被ばくを伴う活動全てが対象となるので，緊急時被ばく状況等でも正当化は求められます．「行為の正当化」がなされた後，「防護の最適化」が求められますが，「防護の最適化」は個人の被ばく線量や人数を経済的および社会的要因を考慮に入れた上で，合理的に達成できる限り低く保つこととされています．この原則は ALARA（as low as reasonably achievable）のそれぞれの頭文字をとって「アララの原則」といわれています．重要と考えるところは合理的に達成できる限り低く保つという部分で，必ずしも被ばくを最小化するということではないということです．

　被ばくを最小化し過ぎた結果，医療では情報が不鮮明になる可能性が出て「行為の正当化」からは本末転倒となってしまいます．

　放射線防護という考え方では胎児も一般公衆と考えるので母体に放射線

診療が必要な時でも防護の対象とすることに他なりません。無益な放射線
被ばくをさせてはならないという放射線管理上，放射線が照射される区域
では，妊婦さんまたは妊娠の可能性のある方以外でも許可なく入室を禁ず
ることも，同じように区域の境である扉には標記されています。

Ｘ線検査を受けられる方へ

1．指示があるまで入室しないで下さい。

2．機械器具には手を触れないで下さい。

3．介助等で立入る場合は技師の指示に従って下さい。

4．妊娠またはその疑いがある方は事前に医師又は技師に申しでて下さい。

5．わからない事は医師又は技師にお尋ね下さい。

院　長

【参考資料】

1）放射線による健康影響等に関する統一的な基礎資料上巻　放射線の基礎知識
　と健康影響 :P142 ～ 143 環境省総合環境政策局環境保険部放射線健康管理担
　当参事官室，2016.06/01

（地主　明弘）

コラム	医療被ばく相談を行うにあたって

　人のコミュニケーションにおいて，話し手が聞き手に与える影響はメラビアンの法則で表現されることがある。この法則によると，話す内容等の言語情報が7％，声の大きさや抑揚等の聴覚情報が38％，表情，しぐさ，視線などの視覚情報が55％とされている。つまり，93％は音声や動作といった非言語的表現で伝達されているのである。

　われわれが情報を相手に伝えるときに非言語が重要であるだけでなく，相談を受けているときも相談者から出ている非言語的表現を見落とさないようにする。相談者が示すものすべてにメッセージが込められているのである。話の内容はもちろんだが，声の抑揚，表情，しぐさ，視線などから総合的に相談者の言いたいことを推察していくことができる。

　具体的には，われわれが身につけている白衣等の服装にシミやしわがないか，相談を受けているときの表情はやわらかいか，姿勢は自然になっているか，貧乏ゆすりなどのくせが出ていないかなど，日ごろから注意をする必要がある。

　また，相談者への配慮として以下の5点が重要になる[1]。

1．場所への配慮

　病院で廊下を歩いていると「話したいことがあるのですが・・・」と声をかけられることがあります。内容によっては，待合室にいる他の方に聴かれたくない内容もあるでしょう。必要に応じて，他の方に話声が聞こえない場所への移動等も提案することが必要です。

2．守秘義務

　相談を受けた時には，お互いに守秘義務について改めて確認しておくことが大切です。「今日ここで話す内容は，あなたの許可なく，他の方に話すことはありませんのでご安心ください」と相談者に伝えるのです。

3．時間への配慮

　相談対応をしていると時間は早く過ぎていきます。健康な人でも長時間不安な話をすると疲れるものです。病気を抱えている患者であればなおさ

らです。目安として1時間程度までとし，途中で疲れていないか確認することも重要です。

4．専門用語

われわれが専門用語として使う言葉は日常生活で用いない専門用語が多くあります。相談者もインターネット等で事前に調べてから相談に訪れることが多いですが，どの程度の知識を持っているか確認する必要があります。

5．自分の感情

相談対応は事前に予約があって行うわけではなく，突然やってきます。検査で疲れていたり，当直明けで眠かったりしますが，自分の精神状態を把握して，相談者にわからないように目を軽く閉じて深呼吸をすることで，相談対応のモードに切るかえることができるようになります。

【参考文献】

1) 本間光彦，諸澄邦彦・編：医療被ばく 患者さんの不安にどう答えますか?.，76-97，日本放射線技師会出版会.，2009.

（五十嵐　博）

| 資　料 | 被ばく相談に関連した認定資格 |

　診療放射線技師として業務についていると，被ばくに関する質問や相談の対応をすることがあります。しかし，相談者によって不安を抱いている内容等が異なり，その対応に苦慮することがあります。公益社団法人日本診療放射線技師会および日本放射線カウンセリング学会では被ばく相談に関連した認定資格を設け，人材育成に力を入れています。

■放射線管理士（公益社団法人日本診療放射線技師会認定資格）

　医療施設にて放射線の安全管理や医療被ばくの低減に努めるとともに，緊急被ばく医療へ対応できる知識や技術を身に付け，国民の安全確保に努めることを目的としています。放射線管理士の講習内容は，関係法令，医療施設等における人に関する放射線安全管理，医療被ばくの低減，緊急被ばく医療（基礎編），緊急被ばく医療（実践編），緊急被ばく医療（心理編），平常時の放射線に関する健康相談，放射線管理士の役割，原子力関連施設，気象学となります。なお，放射線管理士を取得するためには，e-learningによる在宅講習を受講し，認定試験に合格する必要があります。

■放射線被ばく相談員（公益社団法人日本診療放射線技師会認定資格）

　平成23年3月11日に発生した東日本大震災に伴う東京電力福島第一原子力発電所の事故以来，人々の「被ばく」に対する関心は高まっています。これまでも診療放射線技師は医療の現場において，医療被ばくへの対応は行ってきましたが，原子力発電所の事故による環境汚染によって被ばくについての相談も増えているのが現状です。そのため，医療のみならず広く放射線被ばく全般の相談に対応できる人材として，平成26年度より放射線被ばく相談員を育成することになりました。なお，放射線被ばく相談員を取得するためには，日本診療放射線技師会が実施する講習会を受講し，認定試験に合格する必要があります[1]。

■放射線カウンセラー（日本放射線カウンセリング学会認定資格）

　放射線とカウンセリングの専門的知識と技能を持ち，公正なカウンセリングを実践することで，国民の精神保健衛生に寄与することを使命としま

す[2]。受験資格として，日本放射線カウンセリング学会が定めた放射線カウンセラー認定講座の全カリキュラムを修了し（免除者も含む），放射線管理士（日本診療放射線技師会認定資格）の認定を受けている方となります。放射線カウンセラー認定講座は，被ばく線量の評価，被ばくのリスク，カウンセリング理論，カウンセリングの技法等の講義を64.5時間，カウンセリング演習（傾聴訓練等）51時間を受講することで受験可能となります。放射線被ばく相談員や産業カウンセラー等の関連のカウンセラー資格を有することで一部の受講が免除になります。

　詳細および最新情報は各団体のホームページをご確認ください。

【引用文献】

1) 公益社団法人日本診療放射線技師会：認定資格，http://www.jart.jp/activity/lifelong_study/ninteishikaku.html，（アクセス日 :2017 年 8 月 16 日）
2) 日本放射線カウンセリング学会：【認定】放射線カウンセラー，http://jsrc.news.coocan.jp/web/modules/pico3/，（アクセス日 :2017 年 8 月 16 日）

（五十嵐　博）

第10章　用語解説

インフォームドコンセント

「説明と同意」と訳される。医療行為をする場合は、治療に関する説明を十分に受けた上で、方針に同意したり拒否したりする、患者の自己決定権を保障することをいう。病院側と患者側が十分に話し合って、お互いに情報共有することが重要。

エビデンス

迷信や言い伝え等ではない、きちんとした臨床結果や科学的根拠をいう。病院で治療法を選択する場合は、臨床的な裏付けや科学的根拠に基づいて、患者の同意を得ながら決定される。

確定的影響

放射線の被ばく量が「しきい値（感受性の高い1%に影響が出始める量）」を越えると発生する影響で、皮膚の発赤や脱毛、白内障、不妊等があり、個人の放射線感受性と線量により重篤度が変わる。「しきい値」を越えなければ影響が現れないことが確認されており、「しきい値」を越えると線量の増加とともに発生確率が増加し、重篤度も増大する。

確率的影響

しきい値なしの直線仮説が適応され、どんなに少ない放射線の被ばくでも影響はあるとする考えで、がんと遺伝的影響がこれに当たるが、ヒトの疫学調査では放射線によって遺伝的影響が増加したという報告はない。100mGy以下の低線量域での確率的影響の増加は統計学的に表せないが、放射線防護の観点からしきい値はないと仮定している。

がんの発生原因

がんの発生原因は未だにわかっていないことが多いが、発がん性物質（[タバコの煙、車の排ガス、工場からの排煙、アスベスト（石綿）、食品添加物など]）、ウイルス、細菌、活性酸素、放射線や紫外線を大量に浴びるなどが発生率を高めることが確認されており、世界保健機関（WHO）からは、がんの原因となる116の要因が発表されている。

遺伝の影響や生活習慣なども関係すると言われる。

吸収線量

放射線が物質に当たると、電離や励起により物質は放射線のエネルギーを吸収する。1Kg当たりに物質が吸収するエネルギー量（J/Kg）が吸収線量で、単位はGy（グレイ）を用いる。1Gyは、物質1Kg当たりに吸収された放射線のエネルギーが1J（ジュール）であることを表す。

形態異常（奇形）

外見的に正常な形態と違って見える状態をいい、身体のある部分の短縮や肥大、変形、欠損、過多などがこれにあたる。「奇形」というと患者や家族の心情を傷つける恐れがあるので「形態異常」と言い換えるようになった。

血　栓

血管内で血液が固まった状態をいう。健常人では血管内で血液が固まることはないが、血管内皮細胞の変化や血液の停滞が起こったり、高脂血症などで血液が固まりやすくなったりすると、局所で血液が固まって凝固物ができる場合がある。

行為の正当化

国際放射線防護委員会（ICRP）がPub.26（1977年勧告）で示した放射線防護の基本原則の一つで、放射線被ばくを伴ういかなる行為も、その導入が正味でプラスの利益を生むものでなければ導入するべきでないとされている。放射線を被ばくするリスクに比べて利益が大きい場合のみ、放射線の被ばくが許容される。

実効線量

確率的影響（がんや遺伝的影響）を評価するために用いる線量の概念。それぞれの組織や臓器の放射線量は等価線量（Sv）で表すが、放射線による影響の受けやすさは組織や臓器によって違うので、組織や臓器ごとに影響の大きさを考慮した係数（組織加重係数）を用いて、全身の放射線影響を表す。放射線の種類が異なっても、全身被ばくか一部だけの被ばくかについても、この値で比較することができる。単位はSv（シーベルト）で、全身の確率的影響のリスクを表す。

ステントグラフト

血管や胆管などの内腔を保持するための網状の筒をステントといい、これに人工血管を組み合わせたものをステントグラフトという。外科的な大動脈瘤治療では、胸部や腹部を開いて人工血管を縫い付ける手術が行われるが、ステントグラフト内挿術は、血管内に挿入したカテーテルを目的部位まで運んで、動脈瘤を血管内側からステントグラフトで補強するため、手術で胸部や腹部を切開することなく低侵襲に治療できる。

線量の最適化

医療被ばく研究情報ネットワーク（J-RIME）が2015年6月7日に公表した「診断参考レベル」は、線量の最適化のプロセスを推進するためのツールとされている。

検査に必要な撮影線量は、患者の体重や体格によっても違うし、装置によっても違うので、撮影線量が少なければ良いというわけではない。各々の診断に必要な画質を保った上で撮影線量を検討する必要がある。

相対リスク

放射線被ばくを受けた群と受けない群で、影響が出る頻度を比で表現したもの。リスク比ともいい、放射線を被ばくした群が、被ばくを受けない群に比べて何倍影響が出るかを示す。被ばく群の発生率を被ばくを受けない群の発生率で割って求めるので、相対リスク1であれば発生率は等しいが、1より大きくなれば放射線の影響が出ることを示す。

低線量

原子放射線の影響に関する国連科学委員会（UNSCEAR:United Nations Scientific Committee on the Effect of Atomic Radiation）が1993年に定義した下記の表が一般的だが、最近の刊行物では100mGy以下としているものが多い。

	低	中	高
線量 （mGy）	<200	200〜2000	2000≦
線量率 （mGy/分）	<0.1	0.9〜99	100≦
線量率 （mGy/日）	<144	144〜144000	144000

等価線量

放射線が人体にあたると細胞の遺伝子に傷をつけるといわれるが、放射線の種類（X線やガンマ線、ベータ線、アルファ線）によって与える影響が違うので、影響の大きさを考慮した係数（放射線加重係数）を用いて、組織や臓器の受けた放射線量を表す。単位はSv（シーベルト）で、組織や臓器ごとの確率的影響のリスクを表す。

ナラティブ

体験した出来事や場面を物語風に「私」を使って自分の言葉で会話風に書くことをいうが、相手の話に興味を持って傾聴し、自分の考えを押しつけずに相手の考えを尊重する対応が必要。

放射線感受性

放射線生物作用は個体の中でも組織の種類、同じ細胞でも分裂周期の時期によって異なる。1906年にフランス人医師BergonieとTribondeauが「未分化で分解能が高い細胞は放射線に対する感受性が高い」と提唱した。よって胎児や幼児は成人に比べて放射線感受性が高く放射線の影響が受けやすいとされている。また、神経細胞や心筋は成人では分裂が起こらないため、放射線感受性が低く、放射線の影響が受けにくいとされている。放射線感受性の実体に関しては感受性の決定に遺伝子の存在とシグナル伝達系が重要な働きを演じていることが近年明らかになってきている。

放射性同位元素

原子番号が等しくて質量数が異なる原子をいう。すなわち、原子核の陽子数が同じで中性子で数が異なる原子を同位元素やアイソトープと呼び、元素周期表では同じ位置を占める。この同位元素のうち、放射線を放出する能力（放射能）を持つものを放射性同位元素（Radioisotope:RI）または放射性同位体と呼ぶ。

メラビアンの法則

アメリカの心理学者アルバート・メラビアンが1971年に提唱した法則である。人のコミュニケーションにおいて、話し手が聞き手に与える影響は、言語情報が7%、聴覚情報（声の質、大きさ、速度）が38%、視覚情報（表情、しぐさ、視線）が55%であるとされている。人に伝えるには非言語（聴覚、視覚）を上手に使うことが重要であることを示している。

ヨード造影剤

CT 検査や血管造影などで、血管や特定の臓器を強調するために投与する医薬品をいう。ヨード造影剤自体が X 線を吸収するので、造影効果はヨード造影剤の分布によって決定される。気管支喘息（ぜんそく）やアレルギーがある患者には、副作用の危険性が高くなるので使用しない。

・・・・欧　文・・・・

DAP（Dose Area Product）

X 線撮影における線量・幅積（mGy・cm^2）。スリット位置空気吸収線量とスリット位置の線束面積の積で、面積線量といわれる。患者のいない状態で、フィルムカセッテのスリット位置での最大空気吸収線量（mGy）にスリット位置での線束面積（cm^2）を乗じた値。患者皮膚線量の評価を目的に一般撮影装置、X 線透視装置、IVR 装置、ポータブル装置などで広く用いられる。

DWP（Dose Width Product）

パノラマ X 線撮影における線量・幅積（mGy・mm）。スリット位置空気吸収線量とスリット位置の線束幅の積で、線積分線量といわれる。患者のいない状態で、フィルムカセッテのスリット位置での最大空気吸収線量（mGy）にスリット位置での線束幅（mm）を乗じた値。

DLP

CT 検査の被ばく線量を表す単位 (dose length product) で mGy·cm で表す。照射線量と長さの積で検査に使用した総線量をいう。CT は撮影しながら移動していくので実際の被ばく線量ではない。

DRLs2015

医療被ばく研究情報ネットワーク（J-RIME）が 2015 年 6 月 7 日に公表した、医療被ばくの線量指標を示した「診断参考レベル」をいう。放射線検査それぞれに適正な放射線量があるとする考え方で、最適な放射線量や越えてはならない線量限度とは意味合いが違う。

ICRP

国際放射線防護委員会（International Commission on Radiological Protection）の略称。放射線の人体に対する影響や防護について、各国の放射線医学の専門家が勧告や報告を行う民間の国際学術組織で、主委員会と五つの専門委員会で構成されている。

ImPACT

イギリスのCT性能評価センターのグループが公開しているソフトウェアで、X線CT検査における患者被ばく線量をモンテカルロ計算によって算出するImaging Performance Assessment of CT scannersをいう。このソフトを利用するためには、イギリス放射線防護庁が領布するNRPB-SR250という有料のソフトのデータセットを用いなければ線量計算が出来ないが、使用するX線CT装置と検査条件から、患者の臓器線量、実効線量、CTDI w、CTDIvol、DLPが算出される。

IVR

interventional radiologyの略で、「画像下治療」と訳され、X線透視や超音波などの画像誘導下で、細い医療器具（カテーテルや針）を入れて標的となる病気の治療を行う。

詰まった血管を広げたり（血管形成術）、出血した血管を詰めたり（血管塞栓術）、外科手術のように腹部や胸を切らずに体の奥にある臓器や血管の治療ができるため、患者さんの体への負担が少ない（低侵襲）という特徴がある。

LNT 仮説

確定的影響とは異なり閾値が存在せず線量に応じてリスクが増加するという、しきい値なし直線仮説(linear non-threshold hypothesis)と呼ばれるモデル。

低線量放射線の影響についてはよくわからないが、影響があると考えておいた方が安全側だという考え方に基づいたもので、科学的に解明されたものではない。

MDCT

multiple detector computed tomographyの略で、複数の検出器を備えたCT装置でマルチスライスCTとも呼ばれるヘリカルCT。検出器は4列から16列や256列と増えており、1回の走査で多数の断層画像を撮影できる

ため、短時間で鮮明な画像が得られる。

MRI 造影剤

　静脈注射する造影剤は造影効果の違いにより、T1 短縮効果による陽性造影剤とT2 短縮効果による陰性造影剤の 2 種類に分類されるが、一般的にはガドリニウム製剤が使用され、T1 強調画像でコンントラストが明瞭になる。また、経口投与して胆管や膵管の MR 検査に使用する造影剤がある。

PCXMC

　フィンランドの Radiation and Nuclear Safety Authority（STUK）が開発した一般撮影における患者被ばく線量を推定するソフトウェアで、STUK の公式サイトから購入できる。年齢・身長・体重と撮影条件から、各器官、組織ごとの吸収線量（mGy）がモンテカルロ計算によって算出される。

PED（Patient Entrance Dose）

　口内法 X 線撮影における患者入射線量（mGy）。患者のいない状態での空中線量を表すため、一般撮影でいう入射表面線量（entrance surface dose:ESD) とは異なり、患者からの背面散乱は含まない。

UNSCEAR

　1955 年に設置された国際連合に属する委員会の一つで事務局はウィーンにある。原子放射線の影響に関する国連科学委員会（United Nations Scientific Committee on the Effects of Atomic Radiation）で、通称はアンスケア（UNSCEAR）と呼ばれる。

索　引

英　文

ALARA ……………………… 136

DDREF（dose and dose-rate effectiveness factor）………… 47

LNT モデル …………… 47, 70, 108

LSS（Life Span Study）……… 46

PCI（percutaneous coronary intervention）……… 62

PCXMC ……………………… 114

PET 検査 ……………… 110, 112

PTCA（percutaneous transluminal coronary angioplasty）………… 62

Referral guideline …………… 45

RI 過剰投与 ………………… 108

RI 検査 ……………………… 104

RI 検査室 …………………… 124

RI 専用スリッパ ……………… 124

和　文

あ

アーチファクト………………… 94

アブレーション治療…………… 62

い

インフォームド・コンセント… 60

う

う蝕…………………………… 98

え

エビデンス…………………… 129

か

カウンセリング……………… 129

確定的影響…… 64, 69, 80, 126, 134

確率的影響………………… 80, 132

く

空間分解能………………… 50

け

外科用イメージ……………… 120

血管造影室………………… 118

検出器……………………… 52

149

こ

コイル	54, 64
行為の正当化	128, 130, 136
口内法 X 線画像	90
口内法 X 線撮影	99
個人モニタ	120
コミュニケーション	138
コンサルテーション	128

さ

最低線量（しきい線量）	78
最適化	60, 70, 71, 92, 98
散乱線	96

し

時間分解能	50
しきい値	64
歯周病	90
実効線量	108
授乳の制限	76
人工内耳	54
心臓カテーテル検査	62
診断参考レベル	56
深部静脈血栓症	66

す

ステント	54, 64
ステントグラフト	68

せ

生殖腺防護衣	115
成人 CT の診断参考レベル	48
正当化	44, 60, 71, 92, 98
正当化の判断	82
石灰化	74
線量限度	72
線量・線量率効果係数	47
線量率効果	58

そ

早期発見のメリット	83

た

対策型	84
大動脈瘤	68

ち

超音波検査	74

て

低線量	70
適用の判断	82
デンタル撮影	88, 90, 92, 96, 100

と

等価線量	108
等価線量限度	126

な

内視鏡検査……………………… 122
内視鏡検査室…………………… 122
ナラティブ……………………… 129

に

二等分法（等長法）…………… 90
乳がん検診……………………… 81
乳がん発生リスク……………… 79
任意型…………………………… 84
妊娠期間中……………………… 78

の

脳動脈流へのクリップ………… 54

は

パノラマ X 線撮影 …………… 88
パノラマ撮影…………………90, 92

ひ

ビームピッチ…………………… 53

ふ

プロテクタ（防護エプロン）… 94

へ

平行法…………………………… 90
ペースメーカー………………… 54
便益……………………………… 50

ほ

防護エプロン…………………… 96
防護エプロン…………………… 117
防護の最適化…… 82, 128, 130, 136
放射線感受性…………………… 64
放射線防護衣…………………… 116
放射線防護の最適化…………… 44
母乳……………………………… 76

ま

マンモグラフィ………………74, 80

め

メラビアンの法則……………… 138

り

リスク…………………………… 50
リスク係数……………………… 132
リスクコミュニケーション…… 133
リスクの推定…………………… 46

151

あとがき

　医療における放射線の利用は人類に多大な恩恵をもたらしているが，その扱いを誤れば人体に放射線障害を与える。日本診療放射線技師会は，1974（昭和 49）年に被曝軽減委員会が，「X 線検査の被検者防護指針」を刊行している。中村實会長（当時）は，序文で「被検者に対する放射線被曝線量の軽減については，本会綱領にも，『会員は放射線管理を適正にし，国民の被曝軽減に努める』と明記されている通り，職業人としての一番大きな責務である。」と述べている。

　世界放射線技師会（ISRRT: International Society of Radiographers & Radiological Technologists）の主要なメンバーである本会は，ISRRT が1996 年に策定した「放射線技師の役割と専門職のための教育基準」を批准した。その中で，「線量の最適化」について，診療放射線技師は，その技能と注意によって，広い裁量内で照射する線量を決定するとある。さらに，診療放射線技師の役割として，「電離放射線の医用および研究用に使用する結果生ずる，身体的危険および遺伝的危険の両方を理解し，質問に応えて適切な用語でこれらを説明できる。」と述べ，その精神は時代を経ても色褪せていない。

　ISRRT の発表と前後する 1994 年に，国際原子力機関（IAEA: International Atomic Energy Agency）が，典型的な X 線検査やインビボ核医学検査に対してのガイダンスレベルを提案した。また国際放射線防護委員会（ICRP: International Commission on Radiological Protection）の1990 年勧告（ICRP Publ.60）では，医療被ばくにおける行為の正当化がなされ（179 項），医療被ばくにおける防護の最適化（180 項）に際しては，線量拘束値，または調査レベルの使用を考慮すべきとされた。さらに，「医学における放射線の防護と安全」（ICRP Publ.73）では，「診断参考レベルは専門家の判断を補うものであり，医学の良否の境界線を設けるものではない。」と述べている。

　そこで本会では，わが国おける診断参考レベル（DRL: Diagnostic Reference Level）の基礎資料とするために，また診療放射線技師の責務

として，医療被ばく低減の目標値を設定するために医療被ばくガイドライン委員会を設けて，国内外における文献調査を行い，IAEA のガイダンスレベルとの対比から作業を始めた。原子放射線の影響に関する国連科学委員会（UNSCEAR: United Nations Scientific Committee on Effects of Atomic Radiation）からも，わが国の医療被ばく線量が他の諸外国に比べて高いことが指摘されたこともあり，喫緊の課題として精力的な検討・作業を経て 2000（平成 12）年 10 月号の会告で「医療被ばくガイドライン」を示した。

　診療放射線技師を対象とした JART 会誌に掲載した会告であったが，当時の医学放射線学会理事長 E 教授，同放射線防護委員会 N 教授，医療放射線防護連絡協議会 K 教授が新富町にあった本会事務所を訪れ，「医療被ばくには線量限度が設けられていない。被ばく線量などを公開したら患者から質問されて診療が滞る。」との意見であった。当時の熊谷和正副会長と中村豊常務理事と一緒に対応したが，「本会綱領でも，国民の被ばく軽減に努める」と書かれている旨の説明をしたところ，「診療放射線技師法では，『医師の指示の下に……』と書かれている。」との撤回を迫る発言があった。

　熊谷和正副会長は，「スイッチを押すのは診療放射線技師であり，線量管理はわれわれの責任である。」と言い切り，急遽，一般書店の店頭に並ぶ書籍化が図られた。その序文で，熊谷和正会長（当時）は，「いままで，医療被ばくに関しては，診療放射線技師個々人の裁量に委ねられてきた。しかし，具体的目標値を社会に示すことによって，放射線技師全体の責任感を社会に示し，医療被ばく低減に向けた徹底的かつ組織的な努力を国民に約束することにもなった。」と述べている。

　1999（平成 11）年 9 月 30 日，茨城県東海村 JCO の臨界事故が発生した時，公衆被ばくの線量限度は 1mSv との報道で市民の方は混乱し，1mSv を超えると「将来，がんになる」との不安から身体的影響や遺伝的影響についての質問が日本放射線技師会（当時）に寄せられた。

　2004（平成 16）年 2 月 10 日，全国紙 1 面「がん 3.2%　診断被ばくが原因」の報道の際には，医療放射線利用に伴う放射線影響に対する不安が寄せら

れた。その内容は，確率的影響のがんに対する不安と，不妊や胎児の形態異常等の確定的影響が混在した漠然とした不安であった。本会に寄せられた質問を整理し，全国の診療放射線技師が同じように対応するために，「安心できる放射線診療のために」と題する講演会を全国8か所で開催した。また，会員が共通した資料で質問に対応するために，会誌2004年7月号別冊の「医療被ばく特集号」では，「診療放射線技師の責任と果たすべき役割」を掲載した。さらに，れわれ診療放射線技師が，医療被ばくに関する事例についての共通認識を持つため，2005（平成17）年3月号別冊「診療放射線技師に求められる説明責任」と，7月号別冊「診療放射線技師に課せられた具体的な取り組み」を発刊した。

　また医療被ばく対策委員会を立ち上げ，医療の現場で，患者から寄せられる質問や不安に応えるために電話相談とメールによる相談を開始した。当初は，委員の勤務する職場のアドレスを使用したために，職場に直接電話質問があり混乱も生じた。現在の医療被ばく安全管理委員会では，日本診療放射線技師会のメール相談アドレスを使用し，被ばく相談事例を委員間で共有している。この被ばく相談事例をモダリティ別に整理し，回答について委員会の中で検討し，「医療被ばく相談Q&A」として発刊することに至った。

　現代社会においては，行政だけでなく医療にも情報公開が求められ，説明責任が求められている。そして医療は，医師や，診断・治療を受ける患者，その病院で働く医療従事者だけで成立するものではない。その病院の所在する医療圏の住民や地域社会のものでもある。医療が，これらステークホルダー（関与者）全員のものであるならば，医療被ばくについて，われわれ診療放射線技師が責任を持ち，情報公開と説明責任を果たすのは当然のことと考える。

　2006（平成18）年6月に公布された「良質な医療を提供する体制の確立を図るための医療法等の一部を改正する法律」では，情報公開とともに医療安全の質の確保が求められた。さらに2010（平成22）年4月に発出された厚生労働省医政局長通知「医療スタッフの協働・連携によるチーム医療の推進について」では，診療放射線技師は，放射線検査等に関する説

明・相談を行うこととされている。

2010（平成22）年に医療被ばく研究情報ネットワーク（J-RIME: Japan Network for Research and Information on Medical Exposure）が，関連する学協会の協力のもとに発足した。その活動の一環として，ひとつのプラットフォームの上で構成団体が共同して，診断線量の定義や調査手法を詳細に検討したのち，大規模な全国調査を実施し，結果を集計・分析し討論を重ねて作業を進め，2015（平成27）年6月，日本で初めての診断参考レベルが策定された。

診断参考レベルを医療現場で活用するには，施設で用いる典型的な線量がDRLを超えている場合，臨床的に正当な理由がない限り，線量が最適化されているかどうかを判定するために見直しを行う必要がある。一方DRLの目的は，最適化であって線量低減ではないことも理解すべきである。正当化がなされた検査は必要な診断情報が得られなければ，かえって無駄な被ばくになる。病気の診断・治療に必要なCT検査と理解はしても，被ばくを気にする患者から被ばく線量とその影響についての質問がある。そのためには，自施設の検査別の被ばく線量を把握しておく必要がある。また質問に答える場合も，被ばく線量の数値だけを伝えるのは絶対に避けるべきである。患者からの質問で数値を説明する場合には，CTDIvol.（mGy）なのかDLP（mGy・cm）なのかを単位を明確にして検査部位の被ばく線量で説明する注意が必要である。

本会に寄せられた医療被ばく相談をモダリティ別に整理し，回答に解説（Tips）を加え，医療の現場で遭遇するであろう相談事例として本書をまとめた。医療機関に勤務する診療放射線技師が，患者から「大丈夫でしょうか？」と聞かれる質問に耳を傾け，患者が疑問，不安に思っていることを「……が心配なのですね。」と患者に寄り添い，傾聴の姿勢で対応していただく際に，本書が活用されることを期待する。

（諸澄邦彦）

【参考資料】

1）日本放射線技師会・医療被ばくガイドライン委員会編：医療被ばくガイドライン―患者さんのための医療被ばく低減目標値―．医療科学社，2002.

2）日本放射線技師会編：放射線量適正化のための医療被ばくガイドライン―放射線診療における線量低減目標値とその実践．文光堂，2009.

3）日本放射線技師会：日本放射線技師会雑誌別冊　医療被ばく特集号―診療放射線技師の責任と果たすべき役割．2004，vol.51，No.621.

4）日本放射線技師会：日本放射線技師会雑誌別冊　医療被ばく特集号―診療放射線技師に求められる説明責任．2005，vol.52，No.629.

5）日本放射線技師会：日本放射線技師会雑誌別冊　医療被ばく特集号―診療放射線技師に課せられた具体的な取り組み．2005，vol.52，No.633.

6）日本放射線技師会編：解らないことだらけの放射線被ばく―医療被ばくの専門家である診療放射線技師が答える．医療科学社，2013.

7）日本放射線技師会編：放射線検査説明の手引き．医療科学社，2013.

医療被ばく相談 Q&A

価格はカバーに
表示してあります

2018 年 10 月 11 日　第一版 第 1 刷 発行
2020 年 11 月 16 日　第一版 第 2 刷 発行

編　著　日本診療放射線技師会医療被ばく安全管理委員会　ⓒ
発行人　古屋敷　信一
発行所　株式会社 医療科学社
　　　　〒 113-0033　東京都文京区本郷 3 - 11 - 9
　　　　TEL 03（3818）9821　　FAX 03（3818）9371
　　　　ホームページ　http://www.iryokagaku.co.jp
　　　　郵便振替　00170-7-656570

ISBN978-4-86003-103-9　　　　　（乱丁・落丁はお取り替えいたします）

本書の複製権・翻訳権・上映権・譲渡権・公衆送信権（送信可能化権を含む）
は（株）医療科学社が保有します。

JCOPY ＜出版者著作権管理機構 委託出版物＞

本書の無断複製は著作権法上での例外を除き，禁じられています。
複写される場合は，そのつど事前に出版者著作権管理機構
（電話 03-5244-5088，FAX 03-5244-5089，e-mail: info@jcopy.or.jp）の
許諾を得てください。

解らないことだらけの放射線被ばく
医療被ばくの専門家である診療放射線技師が答える

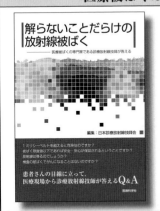

編　集：日本診療放射線技師会

この本には、東日本大震災以降に日本診療放射線技師会が行ってきた放射線被ばく相談の一部がQ&Aとしてまとめられている。

・1ミリシーベルトを超えると危険なのですか？
・被ばく限度値以下であれば安全・安心が保証されるということですか？
・放射線は移るのでしょうか？
・検査の被ばくでがんになることはないのですか？

これら、国民が疑問を持つ「放射線被ばく」について、医療現場で被ばく相談にあたる診療放射線技師が解りやすく解説する。

【主要目次】
福島第一原発事故の被ばく
医療による被ばく　—低線量放射線の健康影響
放射線被ばくの基礎知識

● A5判 104頁　● 定価（本体1,500円＋税）　● ISBN978-4-86003-434-4

放射線検査説明の手引き
検査説明書・FAQ・ガイドライン

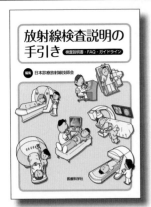

編　集：日本診療放射線技師会

　本書は、診療放射線技師が業務として関わるすべての検査について、標準的な説明書、患者さんからの質問にも十分な理解が得られるFAQ、さらに、放射線検査説明に関するガイドラインの三部からなり、"当たり前のことを分かりやすく、正確で確実に伝えること"のできる内容を旨とした。
　また、患者さんに読んでもらうことも想定して編集しているため、検査受付に常備することもおすすめしたい。

【主要目次】
検査説明書
ＦＡＱ
放射線検査説明に関するガイドライン

● A5判 148頁　● 定価（本体1,500円＋税）　● ISBN978-4-86003-445-0

IK 医療科学社

〒113-0033　東京都文京区本郷3丁目11-9
TEL 03-3818-9821　FAX 03-3818-9371　郵便振替 00170-7-656570
ホームページ　http://www.iryokagaku.co.jp

本の内容はホームページでご覧いただけます
本書のお求めは
WEB書店、最寄りの書店にお申し込みください。